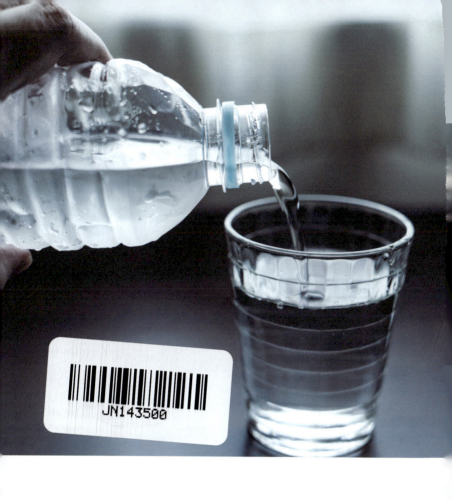

朝起きて、
目覚めの1杯を——
ゴクリ。

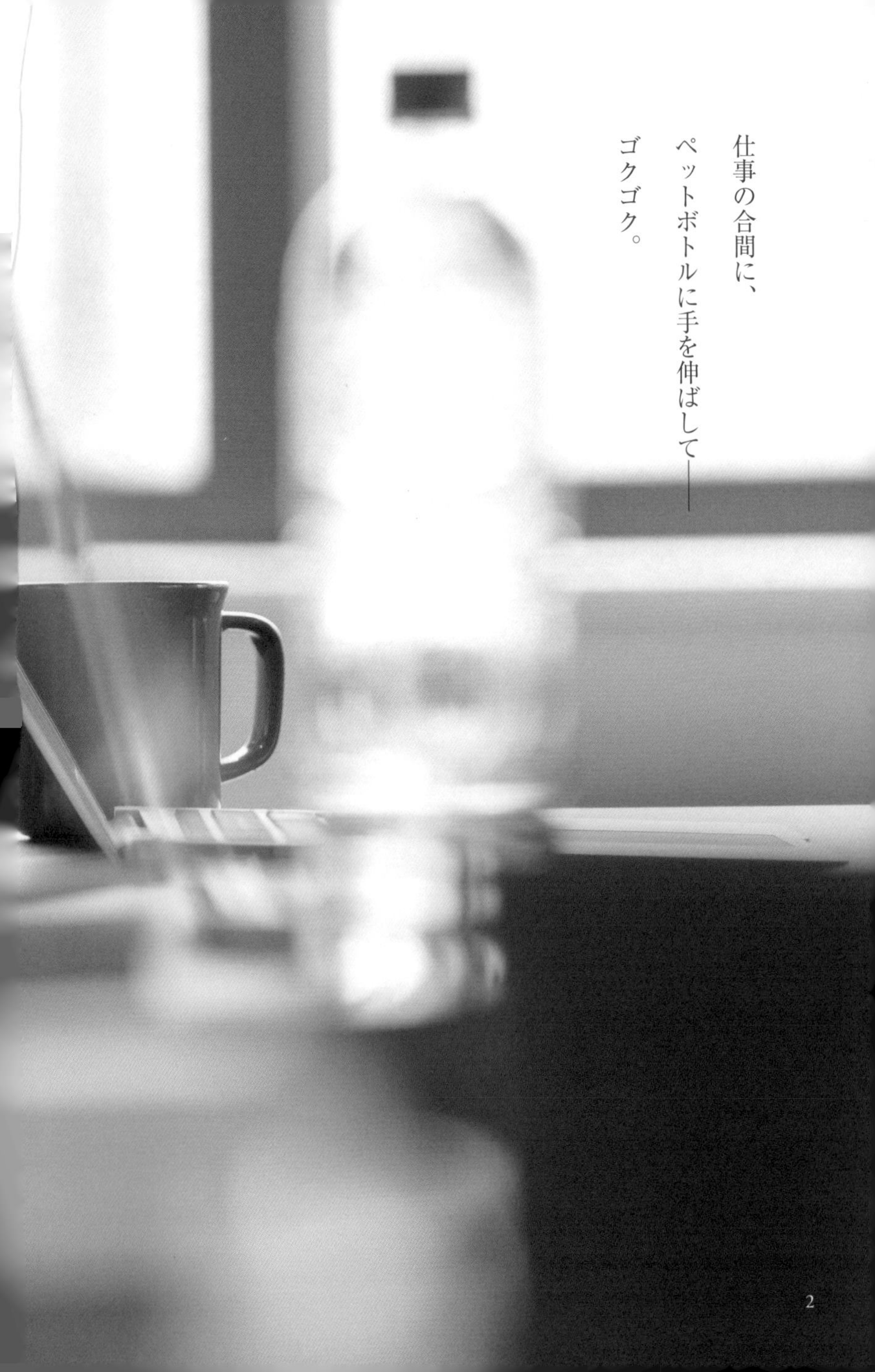

仕事の合間に、
ペットボトルに手を伸ばして——
ゴクゴク。

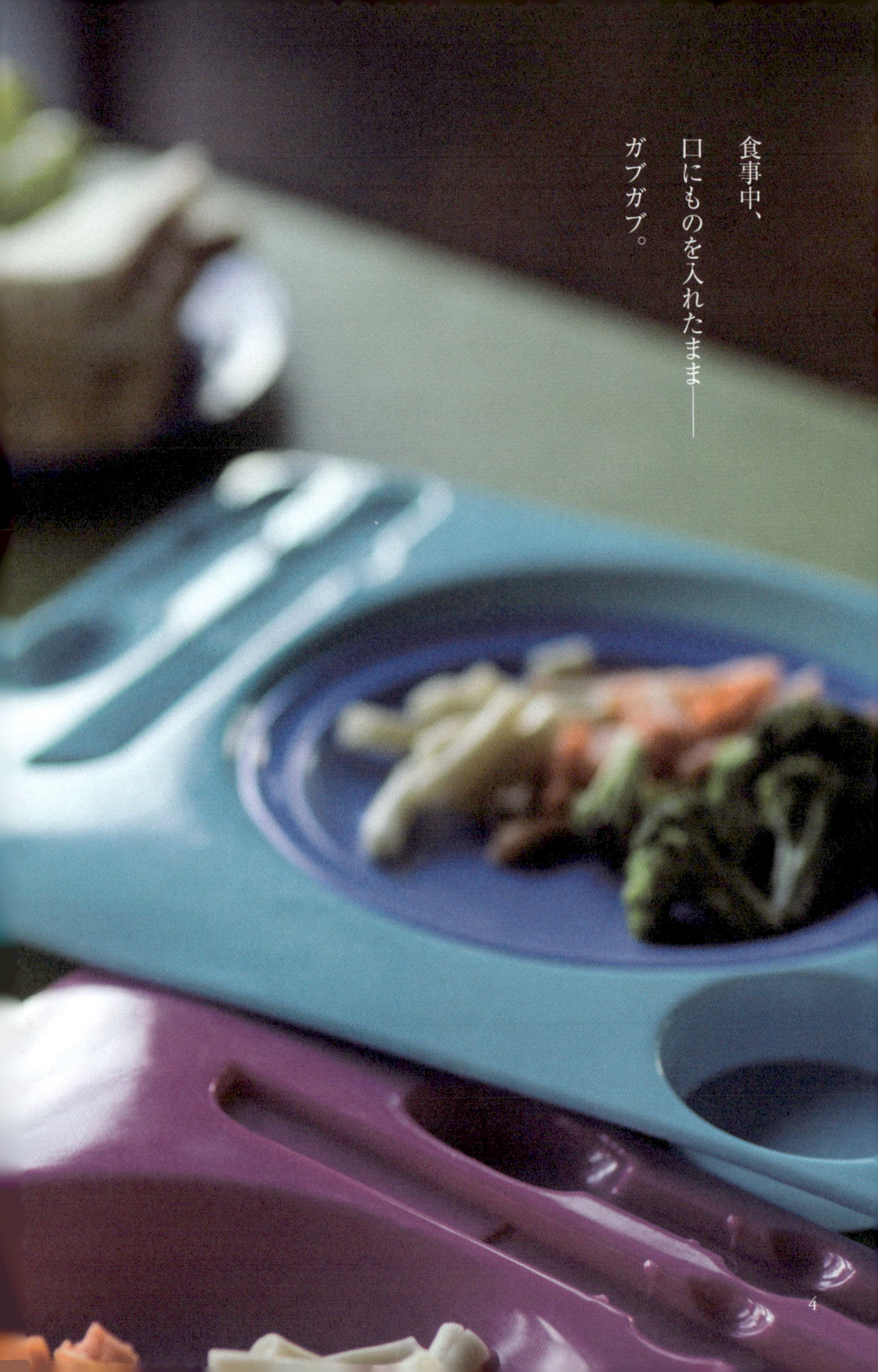

食事中、
口にものを入れたまま――
ガブガブ。

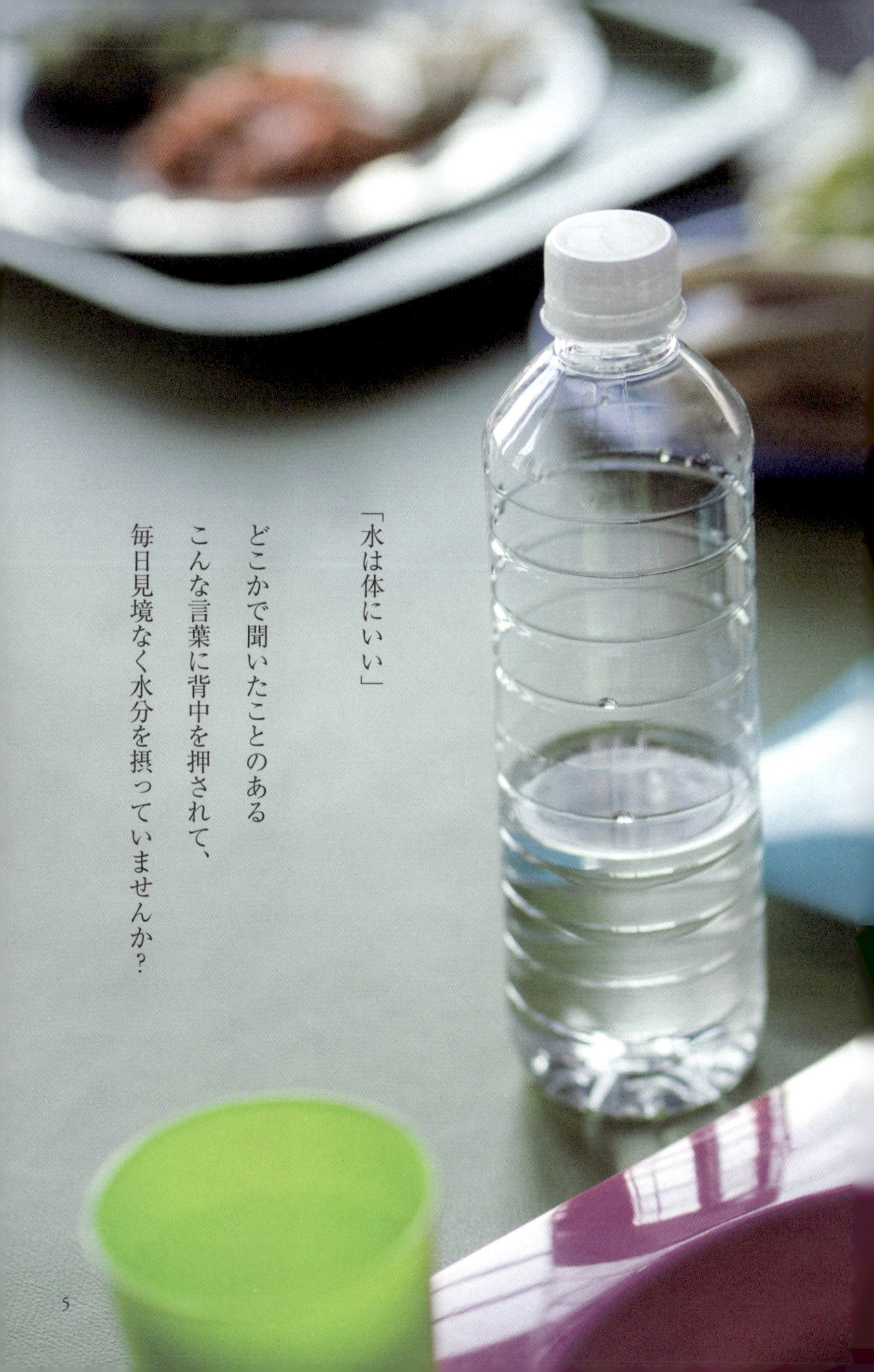

「水は体にいい」

どこかで聞いたことのある
こんな言葉に背中を押されて、
毎日見境なく水分を摂っていませんか？

「1日に水を2ℓ飲むと健康になる」
そう言われていたのもいまは昔、
最近では、この考え方に異議を唱える研究報告や、
危険性を指摘する意見も次々と発表されています。

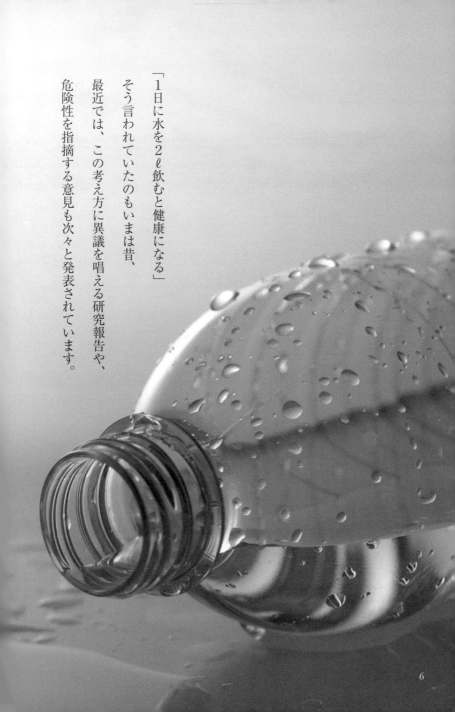

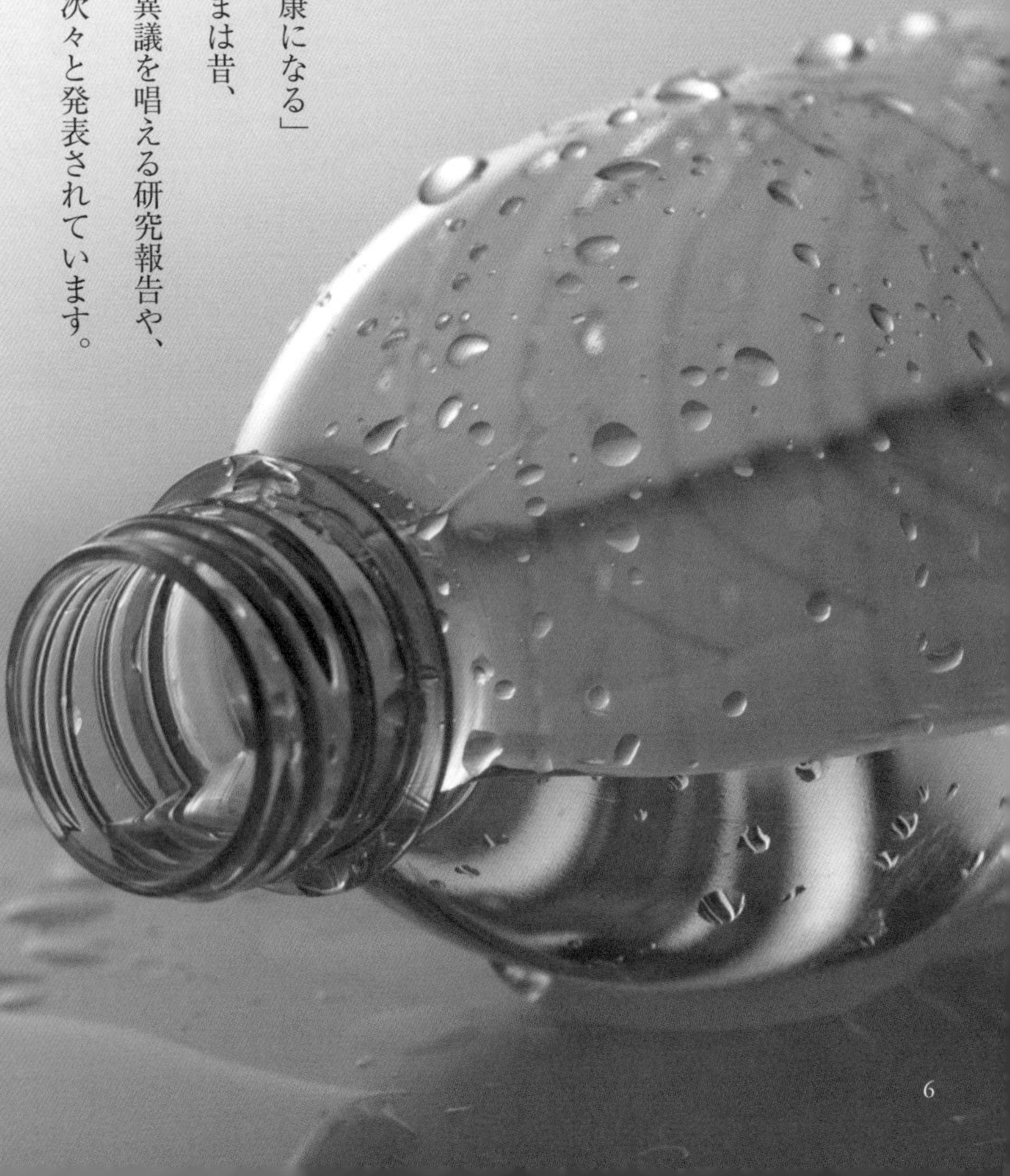

「体にいい」はずの水分が、もし、
あなたの身に起こるさまざまな不調の原因になっていたとしたら、
どうでしょうか?

じつはいま、「水分の摂りすぎ」が体の「ある部位」に異変を起こし、
それが引き金となって不調に悩まされているとみられるケースが急激に増えています。
――これから本書でお伝えするお話は、
もしかするとこれまでテレビのどんな健康番組や雑誌記事、
お医者さんの話でも、聞いたことのない内容かもしれません。
ただ、私の専門分野である「中医学」の世界では、
2400年以上にわたる臨床研究を経て、
ある種「常識」とされている考え方にもとづいています。

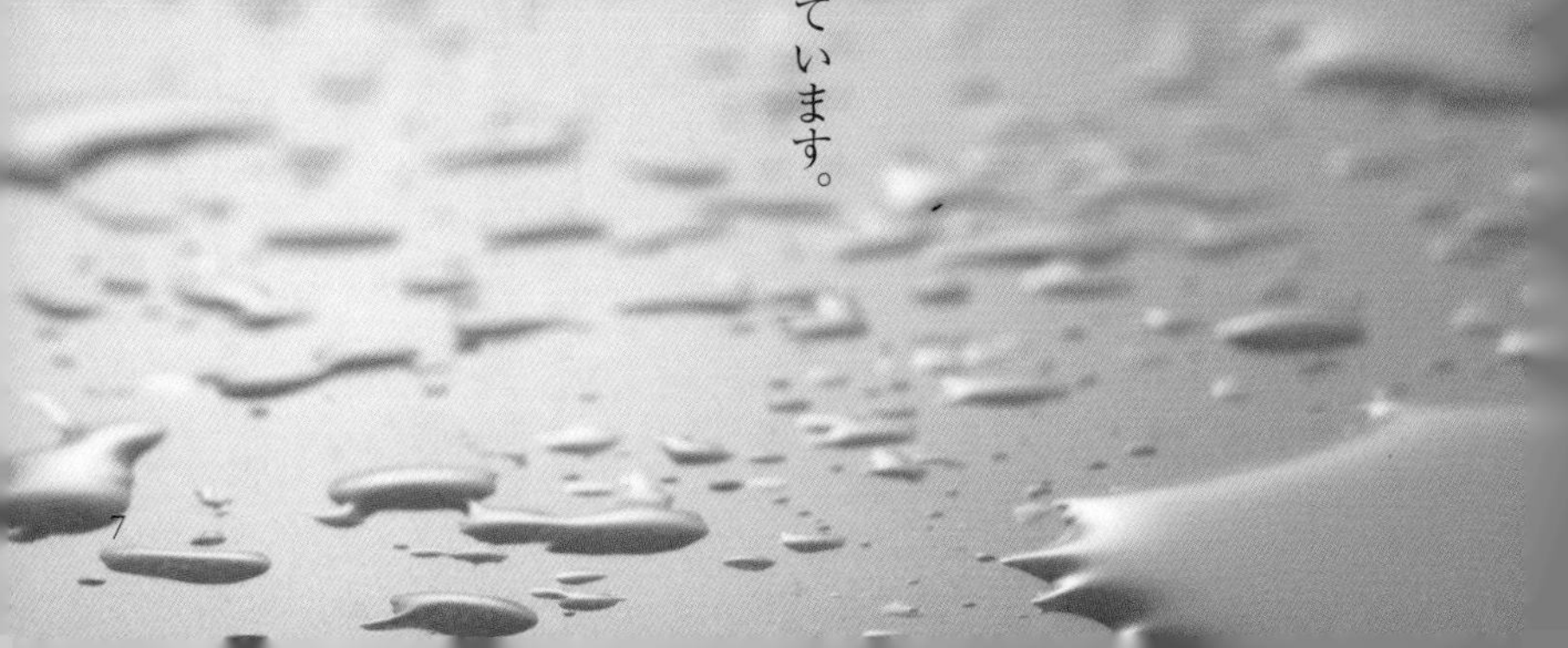

「水分の摂りすぎ」と
不調のつながりを解き明かす「ある部位」とは？
そしてどうすれば、その部位を健康にキープし、
ひいては病気にならない人生を長く、楽しく送っていくことができるのか？

具体的な話はこれから順を追ってお伝えしますが、
まずは私が実際に出会ってきた患者さんたちの、
印象深いエピソードからひもといていくことにしましょう。

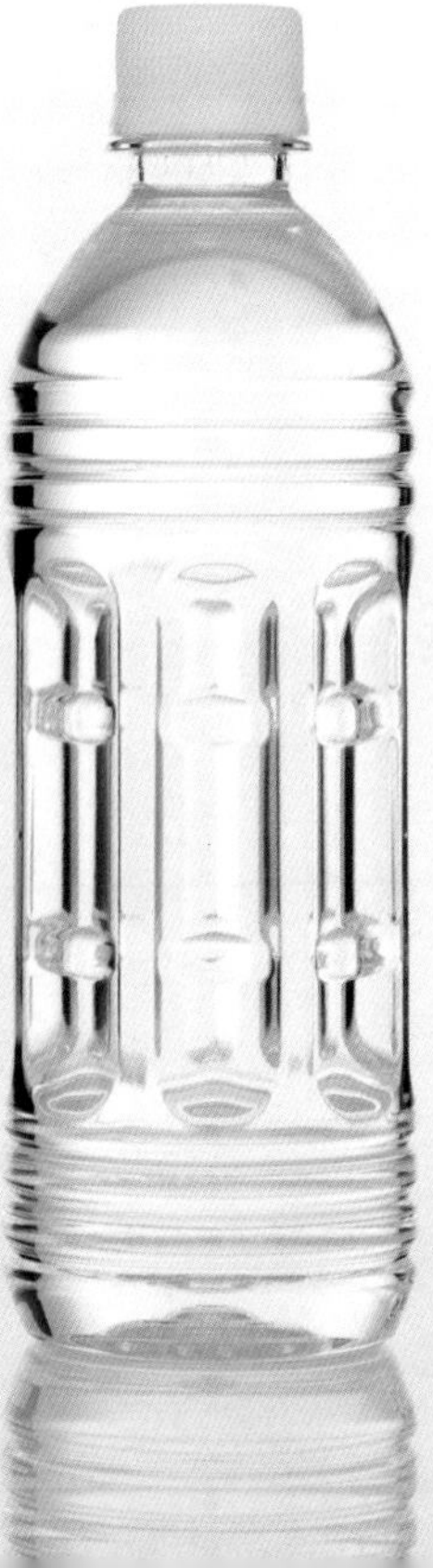

「胃のむくみ」をとると健康になる

今中健二

プロローグ

「水を減らしましょう」
――不調に悩む人たちを救い続ける〝奇跡のアドバイス〟

中国にルーツをもつ伝統医学、通称「中医学」の施術を行う私のもとには、日々さまざまな症状に頭を悩ませる方が助言を求めていらっしゃいます。

そもそも西洋医学とは異なる治療法に関心を寄せて訪れる方もいれば、病院で「これ以上、手の施しようがありません」とさじを投げられてしまい、藁《わら》にもすがるような思いで私のところにたどり着かれる方もいます。

そうした方々に対し、漢方やツボ療法、手による施術といった基本的なアプローチで改善を試みると同時に、**さまざまなケースに共通して「最初のアドバイス」として実践をすすめ、数多くの著しい結果が認められてきた方法**があります。

それが「**水を減らしましょう**」というもの。

文字どおり、**摂取する水分の量を控えたり、排出する水分の量を増やしたりすることによって、体内にとどまる「水」の絶対量を減らす**、というアプローチです。

その結果、どんな変化が起こるのか――。

論じるより証拠、これまで実際に私が関わった事例から、とくに印象深い3人の方たちのエピソードをご紹介しましょう。

●原因不明の「なんとなく不調」がスッキリ解消！

1人めは「不定愁訴」に悩む30代女性Aさん。原因不明の倦怠《けんたい》感や食欲不振といった「なんとなく不調」の状態が続いていました。

もともとAさんには軽度の子宮筋腫がありました。全身のだるさを訴えていたので、

「まずは、水を減らしましょう」と、アドバイスしました。

お会いした当初は「雑誌か何かで体によいと書いてあったので……」と積極的に水を飲むことを続けていたようなので、「飲みすぎ」のサインを見分けるコツをお伝えし、その量を控えるようにすすめました。

その結果、2週間後に「**劇的に体の調子がよくなりました**」という報告をもらいました。「**ずっと悩んでいた肩こりや車に乗ったときのだるさが減りました。寝つきもよいです**」とのこと。

また、「今後も続けて自分の体の状態を見守りたい」と、持病の子宮筋腫に対しても楽観的に向き合えるようになり、その後は不安知らずの生活を送っています。

「緑内障」の数値がみるみる改善！

2人めは「緑内障」を抱える40代男性のBさん。

Bさんが糖尿病の合併症で緑内障を発症したのは20代後半のこと。40代はじめに2度の切開手術（両目）を経験したあと、左目のみ3度めの手術を受け、それでもなお経過が思わしくないということで、私のところへ相談に訪れました。

かかりつけの医師から受けていた指摘は「眼病治療薬でも眼圧が下がらない」ことでした。

ところが、私からの「水を減らしましょう」というアドバイスを実践してもらったところ、それまでタイミングによっては「50〜60㎜Hg」という高い値を記録していた眼圧が、4日も経つころには両目とも「16〜17㎜Hg」に、3か月後には「12〜14㎜Hg」程度の値で安定するようになったのです。

Bさんの場合**「水を飲む」量を減らすと同時に、食べる量も連動して減らしたことが改善の理由**でした。

肉類をなるべく野菜類に置き換えるなど**「腹八分目」を守るようにしたところ、自然と食事の最中の「がぶ飲み」が抑えられるようになった**のです（詳しくはあとで触れますが、消化時に熱を発しやすい肉類は、反射的に「水を飲みたい」欲求を刺激してしまいます）。

その後、Bさんは緑内障の手術の不安から解放され、血糖値の低下や、7㎏の減量といったうれしい変化まで体験しました。

余命3か月の「がん」から奇跡的に回復

3人めは「前立腺がん」と診断された60代男性のCさん。私のもとを訪れたときには、医師から「余命3か月」の宣告を受けていました。

私のもとで中医学の診断法を行ったところ、一刻を争うほどの深刻な症状はみられなかったため、まず「水を減らす」ところから実践してもらうように伝えました。

すると、ほどなくして**体内環境に目覚ましい改善がみられた**のです。

Cさんが行ったのは**「飲む水の量を減らす」**こと、そして、**ジムで毎日ウォーキングを行い「汗を500ccかく」ように心がけたこと**でした。

その結果、かかりつけの病院で受けていた血液検査では、体内の水分量の目安となる「クレアチニン」の値が3か月で「1・19mg／dℓ」から「1・04mg／dℓ」へ、「尿酸」の値も2か月で「7・2mg／dℓ」から「5・6mg／dℓ」へと、それぞれ顕著に右肩下がりの傾向を見せました。

クレアチニンも尿酸も、いずれも「排泄物《はいせつ》」の一種です。これらの値が低くなっているということは「体内の尿がきちんと排泄できている＝体内の水分が減っている」

ことを示します。

また、この約3か月間で体脂肪量も「9・1kg」（体重総量60・8kg）から「4・0kg」（体重総量58・0kg）へと、半分以下に減少しました。

「余命期間」の3か月が過ぎたいま、Cさんは漢方薬治療を受けながら運動に励み、特別な症状に悩まされることもなく、以前と変わらぬ元気な人生を送っています。

現代人の健康をおびやかす「胃のむくみ」とは!?

ここでご紹介した3人のように「水を減らした」ことがきっかけで病状が劇的に快方に向かったり、苦しい症状や痛みがやわらいだりしたケースを、私はこれまで幾度となく見てきました。


「水を減らした」だけでなぜ、体調がよくなるのか？

その秘密を解くカギは、水分の摂りすぎによる「胃のむくみ」にあります。

「『胃のむくみ』って……いったい何⁉」
そう思われた方のために、わかりやすく説明しましょう。

「飲む」ことで口から入った水分は、食道を通って真っ先に「胃」にたどり着きます。

胃は食べたり飲んだりして体の中に入ってきたものを適切に消化し、「栄養」という形で必要とする各所に届ける〝ターミナル駅〟のような役割を担っている部位。

ところが、ここに多すぎる量の水分が入ってきてしまうと、胃酸が薄まり、消化機能が低下し、いわば〝水浸し〟状態となって胃がむくみ始めます。

また、消化機能が低下することで食べ物など

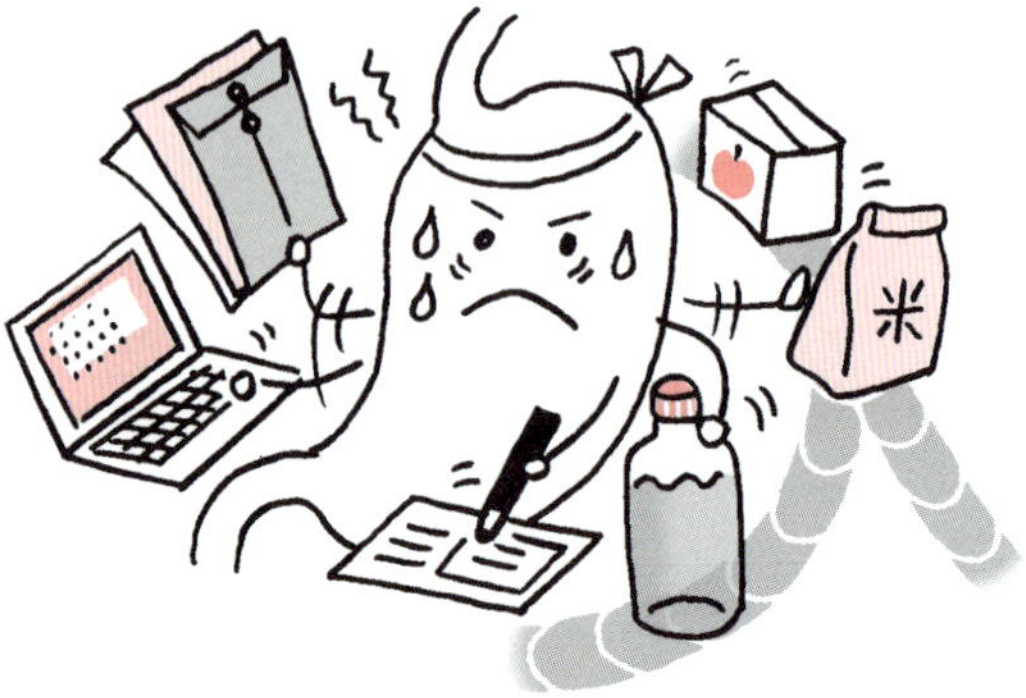

が同じ場所に停滞し続けるため、まじめな胃は「早く消化をしなくては」と、ますます活発に胃酸の分泌をするようになります。

ただでさえ弱っているところに、無理を押してがんばろうとすると……結果は火を見るよりも明らかです。胃はオーバーヒートし、熱を発し始めます。

体は敏感にその状態を察知し、胃を冷やすためにまた「水を飲みたい」という衝動を起こさせます。

すると、胃はますます水浸しのむくんだ状態になり、消化機能は一段と低下するはめに……。

つまり**「胃のむくみ」→「消化機能の低下」→「食べたものの停滞」→「消化のために胃が発熱」→「水を飲みたい欲が起こる」→「胃の**

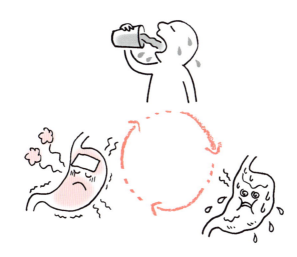

むくみ」がますます進む、という恐ろしいスパイラルに陥ることになります。

このような負のスパイラルは、すでに何か目に見えて病気や不調を抱えている人に限りません。**はっきりとした自覚症状がなくても、不足のない現代の食生活を送っている私たちのほとんどが、知らず知らず「胃のむくみ」の予備軍になっている**といえます。

胃から始まった「むくみ」の影響は、そのまま気づかずに放置しておくと、全身のさまざまな部位にまで及んでいきます。

胃のキャパシティを超えて水分があふれ出し、顔や全身のいたるところで二次的な「むくみ」を引き起こすのです。そして静かにゆっくりと、時には急速に、体をむしばんでいきます。

●「水分の摂りすぎ」が万病のもとになる

先ほどご紹介した3人の事例について、「胃のむくみ」というポイントからあらためて振り返ってみましょう。

Aさんのような「不定愁訴（なんとなく不調）」。病院では「原因不明」と告げられることの多い症例ですが、私のもとを訪れた際には「胃のむくみ」状態が進み、症状の一因となっていることが明白でした。むくみが血行不良を引き起こし、そこから倦怠感（だるさ）が生じていたのです。

Bさんのような糖尿病からくる「緑内障」。これは「目の毛細血管に血液量が増えすぎ、目の血圧（眼圧）が高くなったこと」が原因です。それまで飲みすぎ、食べすぎの傾向にあった食生活をあらため、胃の消化機能が正常化した結果、全身の血液量が適正に戻り、改善にいたりました。

Cさんのような「前立腺がん」。Cさんの場合、水浸し状態の胃からあふれ出した水分が、前立腺の細胞を〝ふやけ〟させ、がん化したことが原因と考えられます。

そのため「水の摂取量を減らす&汗をかく」というダブル対策で、胃のむくみの解消に効果を上げました。水分が引いて、がんの部位がかさぶたのように固くなったことがん細胞の活動が弱まり、体全体の調子が安定していったのです。

4000人の体と向き合ってたどり着いた「最終解答」

なぜ、病院では診断されない「胃のむくみ」が根本の原因にある可能性に気づくことができたのか。

ここで簡単に、私の来歴についてお話ししておきましょう。

私は中国伝統医学、略して**「中医学」**を本場の中国で学びました。

中国人でも、医師家系の出でもない人間が、どうして「中医学」に魅せられたのか――その第一の理由に、母親のことが関係しているように思います。

私は、学生時代に母親をがんで亡くしています。以来「体」や「健康」「命」に対する問題意識を、若い頃から人一倍強く抱いてきました。

大学を卒業し、営業マンとして一般企業に5年間勤めたあと、帰郷。知り合いのつてで整体院の運営を手伝ううちに「体を整えること」に強く惹かれたのも、同じ理由からかもしれません。

そして、ふとした縁で中国江西省贛南《かんなん》医学院の名誉教授を務めるカイ（何懿）先生に出会い、先生のすすめを受けて中国に留学。「猛勉強した北京語が、土地柄のせいでまったく通じない」といった想定外のハードルに見舞われながらも努力を続け、中医師の免許を取得しました。

「胃」こそが健康の要である

中医学の魅力は「心と体のメカニズムが明快に解き明かされている」点にあります。つまり**「説明がつかない病気は存在しない」**というのが基本的なスタンス。

機械工学部出身の、典型的な〝理系脳〟で「メカ好き」の私にとって、「結果には必ず原因がある」と説く中医学は腑《ふ》に落ちる教えばかりでした。

その中でも私がとくに魅せられたのが「胃」へのアプローチを重視する流派の考え方でした。

「体の中心に位置し、食養生を司《つかさど》る『胃』こそが健康の要である」というこの教えは、古今東西の学説を見渡しても珍しいといえます。

幸い私は、恩師のカイ先生を通して臨床の現場で患者さんたちを瞬時に治す光景を幾度も目の当たりにしました。**漢方にせよ、ツボ療法にせよ、まず「胃」を整える施術を行うことで、患者さんの症状がみるみる改善していく**のです。

こうした場面に繰り返し出合ううちに、自然と「胃こそが〝要〟なんだ」という確信を強めていきました。

現代医療に求められている「新しい選択肢」

中国で、中医師のインターン生として整体治療に携わっていたときのこと。まだ駆け出しのひよっこだった私が、臨床の現場で患者さんの治療を任されることになりました。もちろん、カイ先生に横についてもらいながらですが、先生の教えに沿って施術を行うと、患者さんたちの症状がピタリと治まっていくのです。

頭痛で長い間鎮痛剤が手放せなかった女性患者さんに「今中先生のおかげで、鎮痛剤を飲まなくてもよくなりました」と感謝の言葉をかけられたこともあれば、「足が痛

い」と訴えていた男性患者さんの症状がものの数分で治まり、杖を忘れて帰られたこともあります。

当時の私は、カイ先生から教わった技術で「病気の人たちを治して、役に立てている」という喜びでいっぱいでした。

その後、活動の拠点を日本へ移してから、その気持ちに少しずつ変化が起こり始めました。

ご存じのように、いまの日本の医療現場には〝勤務医の過労問題〟〝人手不足〟などの課題が山積しています。また、いつの時代も「人命を救う」ことを第一に目指す医師の方たちが、多大なストレスにさらされていることも無視できない問題です。

近年になって私は、日本の医療の現状が新しい選択肢を手にすることで、少しでもよい方向へ行くよう「中医学の実践的視点」を広く世の中にお伝えしたいと考えるようになりました。

最近では、中医学やがんをテーマにした講座を開くと、医師や看護師、薬剤師、医学生など、現役で医療に携わっているさまざまな立場の方が参加されます。

そうした方たちにいま真っ先にお伝えしていること。それが、**西洋医学ではこれまでほとんど語られることのなかった「水分の摂りすぎ」と「胃のむくみ」の弊害**についてなのです。

「むくみ」を放置するとほかの場所に広がり始める

先にも少し触れたように、「胃のむくみ」に気づかないまま同じ生活習慣を続けていると、その影響が体内のほかの場所へと広がり始めます。

体質やそのときの環境によってパターンはまちまちですが、**体の中心にある胃を起点に〝上って〟行ったり、〝下がって〟行ったりと、要はむくみを引き起こしている水分が、体の中を移動し始める**のです。そして、さまざまな症状として現れます。

たとえば、胃のむくみが〝上った〟場合……。

顔の孔《あな》から水分として吹き出すと、「涙」「鼻水」「痰」。

肺がビチャビチャの水浸しになると、「肺炎」「肺水腫」。
心臓がむくむと、「心臓浮腫」「心肥大」「心臓弁膜症」。

あるいは、胃のむくみが〝下がった〟場合……。
内臓がむくんで生じる「ポリープ」「がん」。
むくみが直接引き起こす「腰痛」「膝痛」。
血流がむくみによって阻害されて起こる「痛風」「リウマチ」。
関節液がむくみで薄められて起こる「関節痛」。

さらに恐ろしいことに、胃がむくんだことで発生した熱で、無数の病気が二次的に引き起こされる場合もあります。その中には「脳梗塞」

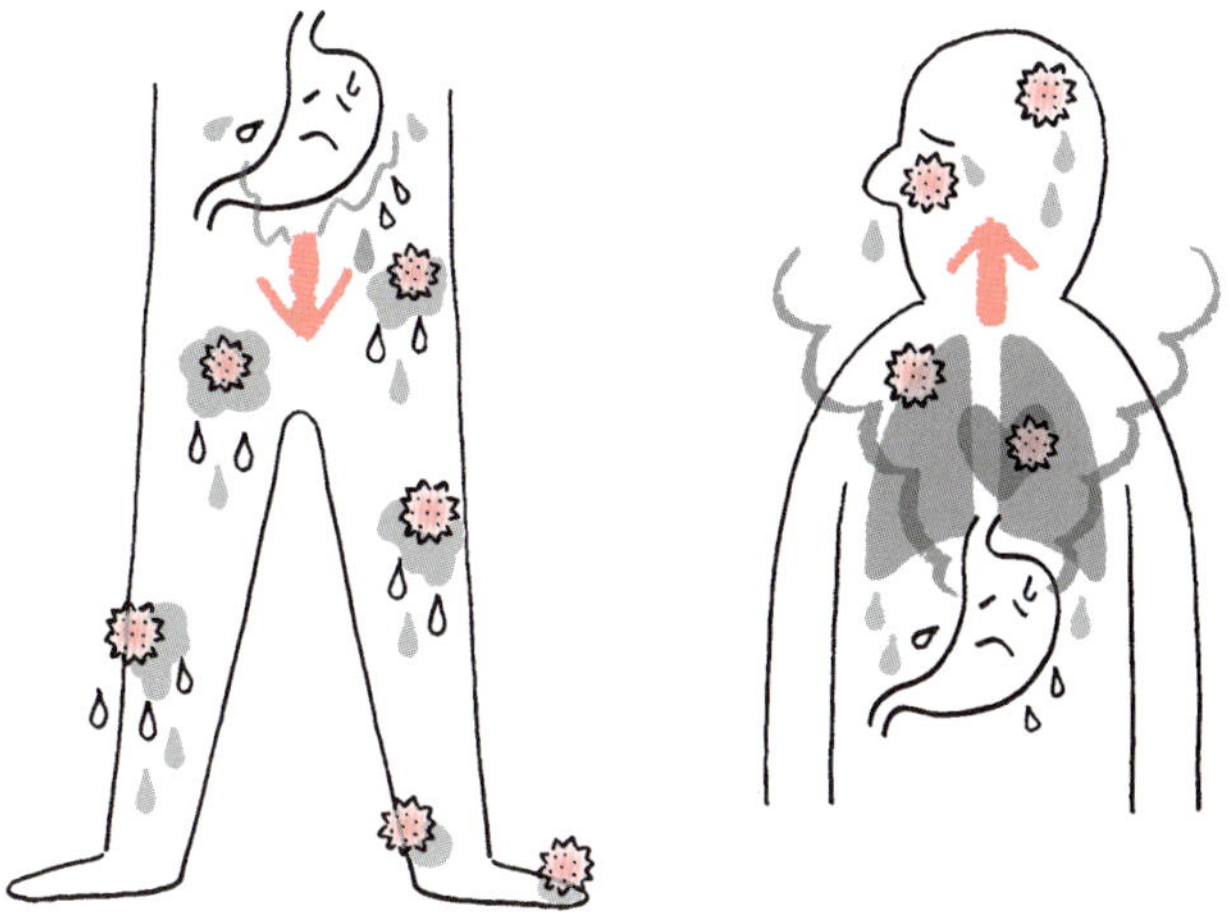

や「認知症」「アトピー」など重篤な病気も含まれます。

つまり、**現代人の病気や症状の大半は、もとをたどれば「胃のむくみ」からきている**ともいえるのです。

じつはこんなにあった！「胃のむくみ」が引き起こす不調

ここで、中医学において「胃のむくみ」が引き金になると考えられている主な症状を挙げてみましょう。

❶全身に現れる症状

むくみ
倦怠感（だるさ）
血行不良
肥満
高血圧
貧血
糖尿病
嗜眠《しみん》

不定愁訴（原因不明のさまざまな痛み、不調）
さまざまな部位の水腫《すいしゅ》
さまざまな部位にできる〝がん〟
さまざまな部位にできるポリープ
さまざまな部位の関節痛
リウマチ
骨粗しょう症
敗血症

❷ おもに上半身で発する症状

片頭痛
頭重感
顎《がく》関節症
耳鳴り
難聴
耳汁
多涙

目の腫《は》れ
目の周りのくすみ
鼻水
ほうれい線
唇の腫れ
口内炎
痰

二重顎《あご》
よだれ
歯の浮き
甲状腺機能低下
心臓浮腫
心肥大
心不全

肺炎
肺水腫
急性心筋梗塞症
消化不良
胃潰瘍

❸ おもに下半身で発する症状

腰痛
下痢
頻尿
前立腺腫
子宮筋腫
股関節痛
膝《しっ》蓋骨痛

膝痛
痛風
月経不順
生理痛
子宮内膜症
不妊症
腎不全

いかがでしょう。「ここまで広範囲にわたるのか」と、驚かれた方もいるかもしれません。

体の中に「水たまり」をつくらない

体の内側で「むくみ」が移動する、と聞いていまひとつピンとこない方は、人体を自然界に置き換えてイメージしてみるといいかもしれません。

山に大雨が降ったとしましょう。地面のところどころに水たまりができるはずですが、不思議なことに「水がたまる場所」は、たいてい同じ個所に限られています。これは地形やくぼみなどの位置関係によって一定の流れができるからです。

仮に水たまりを見つけ、水を拭いたり吸ったりして取り除いたとします。けれども、また雨が降れば元のもくあみです。

柵やカバーをかけるなどして、その場所に水たまりができないように対策を講じても、今度は別のところに場所を移して、水たまりができるだけです。

人の体の「水がたまる場所」（むくみが生じる場所）も、この現象と似ています。

むくみが原因で特定の場所に痛みが現れたとき、「薬を飲む」「湿布を貼る」「ステロイド注射を打ってもらう」などの対症療法を行うのが一般的です。

けれども、おおもとの〝雨〟をもたらす原因――すなわち、起点になっている「胃のむくみ」――を解消しない限りは、そうした治療も一時しのぎにしかなりません。遅かれ早かれ、同じ場所か、別の場所に再び〝水たまり〟として症状が出てきます。

これが、むくみが「移動」する理由です。

だから「体の中にできる水たまり」をなくす

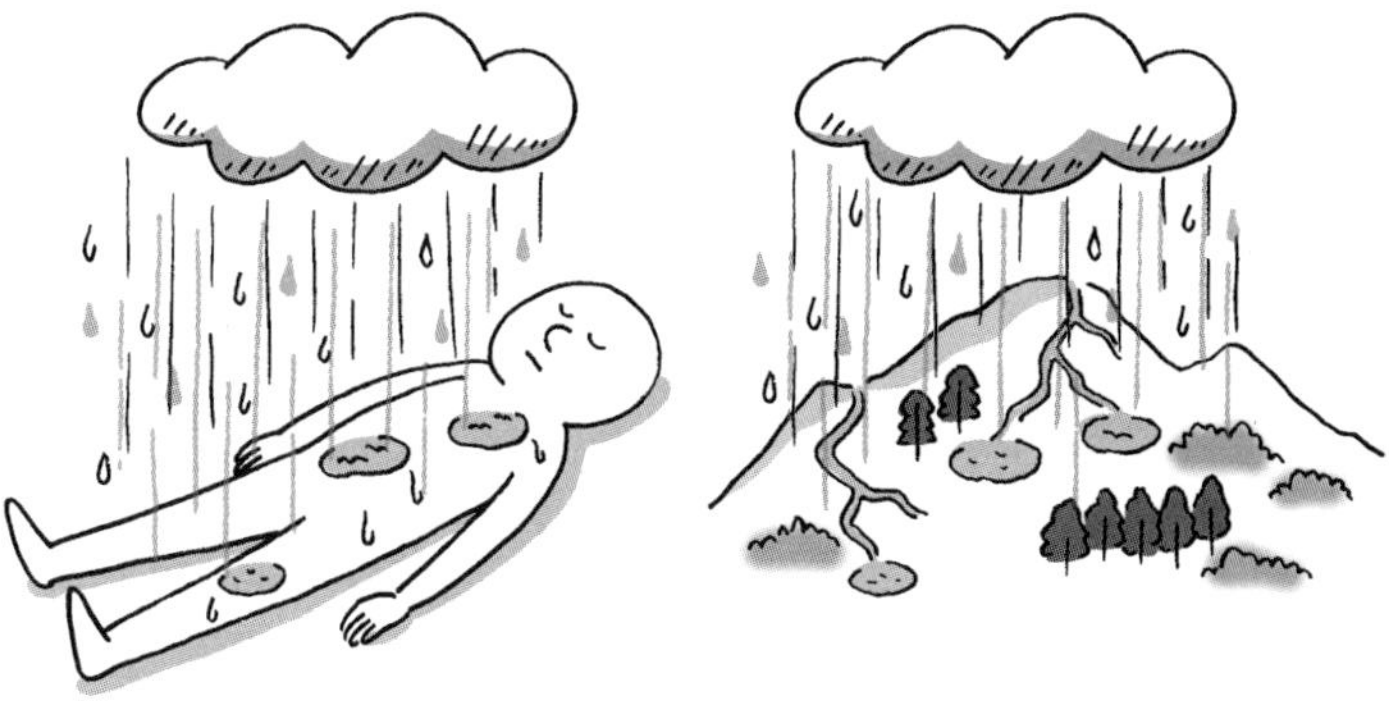

には、「胃のむくみ」を解消することが先決なのです。

●「もっともらしい理由」にごまかされてはいけない

「胃のむくみが病気の原因だなんて、本当？」

そう感じた方は、ご自身の経験を振り返ってみてください。これまで程度の大小を問わず不調や病気に見舞われたとき、その原因をどれだけ明確に指摘してもらえたでしょうか。

「年を取ったせいだから、仕方がありませんよ」
「お仕事が大変で、一時的に免疫力が落ちていたんでしょう」
「忙しいと自律神経が乱れて、病気にかかりやすくなりますからね」

「加齢」「免疫力」「自律神経」……このような〝もっともらしい医学用語〟を並べられ、納得した気分になってはいませんでしたか？

これでは実際のところ、ただ目の前に現れた症状を対症療法で抑え込むだけで、根本的な解決にまではいたりません。

現代人の8割は「胃」がむくんでいる

「ここ最近、体調がスッキリしないのはなぜだろう……」
「テレビで紹介されていた健康法を試しても、効かないのはどうして?」
「どうして、私がこの病気にかかってしまったんだろう」

そんなモヤモヤした思いを抱えたまま心が〝迷子〟になっているのであれば――一度考え方をガラリと変え、「胃のむくみ」に意識を向けてみてはいかがでしょうか。

気づかないうちに〝チャポチャポの水浸し〟状態になった胃が、老化やトラブルを招いているのかもしれません。

胃の中というのは、そもそも構造上「乾き気味」になることはまずありません(そのような場合は機能不全か、重篤な病気があるはずです)。

つまり、胃の中の水分量は「適正」か「むくみ気味」であるかのどちらか。そして、

私がいままで診てきた4000人の中では、およそ8割の方たちの胃に「むくみ」傾向が認められました。

いまのあなたの胃は、はたしてどのような状態でしょうか。

すでに「胃のむくみ」があって、体中にその影響が広がっている場合、まずは「口から摂る水分量」を変えない限り、状態はなかなか快方に向かいません。

勢いよく出すぎている水道の蛇口を閉じるのと同じで、理屈はとてもシンプルです。むくみのおおもとである「胃」の水分量を調節し、そこから「何をどれくらい摂ればいいのか」冷静に考えていきましょう。

本書では、こうした観点から、あなたの不調や病気のリスクを根本から解消する方法をお伝えしていきます。

目次

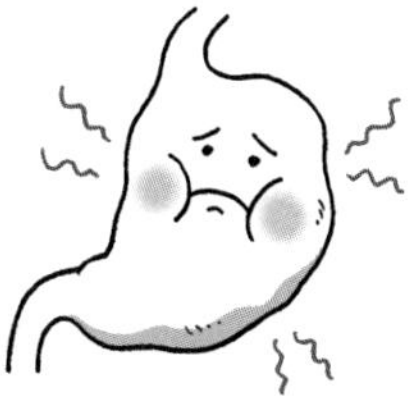

プロローグ

第1章 その不調の原因、もしかしたら「胃のむくみ」にアリ⁉

第2章

「胃のむくみ度」は、この方法で簡単にわかる

第3章

今日からすぐ始められる「胃のむくみ」予防習慣

第4章

1日10分で効果てきめん、胃のむくみを「とる」習慣

第5章

病院では教えてくれない家庭の「胃」学

エピローグ

※本書でご紹介する方法は、著者のこれまでの経験から一定の効果が認められたものですが、それによってもたらされる変化には、環境・体質などの要因によって個人差があります。現在、何か疾患を治療中であったり体に不安な点を抱えていたりする方は、一度かかりつけの医師にご相談のうえ、実践についてご自身の責任でご判断ください。

第1章

その不調の原因、もしかしたら「胃のむくみ」にアリ⁉

いつの間にか陥る「水分摂りすぎ」のワナ

あなたは1日に、どれくらいの量の水を飲んでいますか？　500㎖ペットボトル1本分？　グラス1～2杯？　それとも2ℓの容器が空になるまで？

年代や職業などによって、水分摂取の適正量は少しずつ異なります。けれども、基本的な生活の範囲で「水分を摂りすぎている人があまりに多い」ことに、私は危機感を抱いています。

もちろん、水分補給は大切です。ただし**「補給」が「過剰摂取」に変わったとたん、全身にさまざまな悪影響を及ぼす恐れが出てきます。**

水分補給のメリット（といわれているもの）ばかりに注目して、「水分摂りすぎの弊害」についてはまったく目を向けない。そんな極端な風潮が、心配でならないのです。

「水分は摂れば摂るほど健康になる」

中には、そう信じている人も珍しくありません。

「1日に必要な水分の摂取量は、2ℓ」というのもよく耳にする話です。

けれども、その根拠はいったいどこにあるのでしょう？

「デトックス効果があるから？」「血液がサラサラになるから？」

答えは、「ノー」。

「メディアが報じた〝1日2ℓ説〟を鵜呑《うの》みにして実践し、重篤な病気が発症した」

そんな痛ましいケースも、近年報道されています。

つまり「水分摂りすぎ」は、あなたの健康を「少し損なう」どころか、大病を引き起こしたり、命を奪ったりする恐れさえあるのです。

いちばんやってはいけない「飲み方」

だからこそ、一度日頃の水分摂取量を見直してみてほしいのです。

「野外で過酷な肉体労働に従事している」もしくは「汗だくになって体を動かし続け

ている」わけでもないのに、おかまいなしに水分を摂り続けている人の胃は、すでに“黄信号”がともっています。

もし、あなたがいま「空調の効いた部屋でデスクワークをしながら、1日1本以上のペットボトル飲料を飲むこと」が習慣になっているとしたら、ほぼ例外なく、本書のアドバイスに耳を傾けてみることをおすすめします。

水であれ、スポーツドリンクであれ、あるいは比較的ヘルシーそうなイメージがつきまとう野菜ジュースであれ……、それが胃をむくませ、全身のトラブルの起爆剤となることには変わりないのです。

「飲み物」の消費量は20年間で4倍超に増加

「水分摂りすぎ」のリスクが高まっている——そんな事実を裏づける、あるデータがあります。

国際的な市場調査会社として知られるユーロモニター・インターナショナルがまと

めた、日本国内の「ミネラルウォーターの1人当たり消費量の推移」です。「年間の生産量」を「推計人口」で単純に割ったもので、「日本人1人につき、年間どのくらいのミネラルウォーターを飲んでいるか」を大まかに知る目安になります。

グラフを見ると、この20年間で消費量が急激に伸びていることがわかります。その比は、約6ℓから28ℓへと、じつに4倍以上。

これには、水道水を飲んでいたところから「水を買う」ようになったことも一部影響しているといわれています

［ミネラルウォーターの1人当たり消費量の推移］

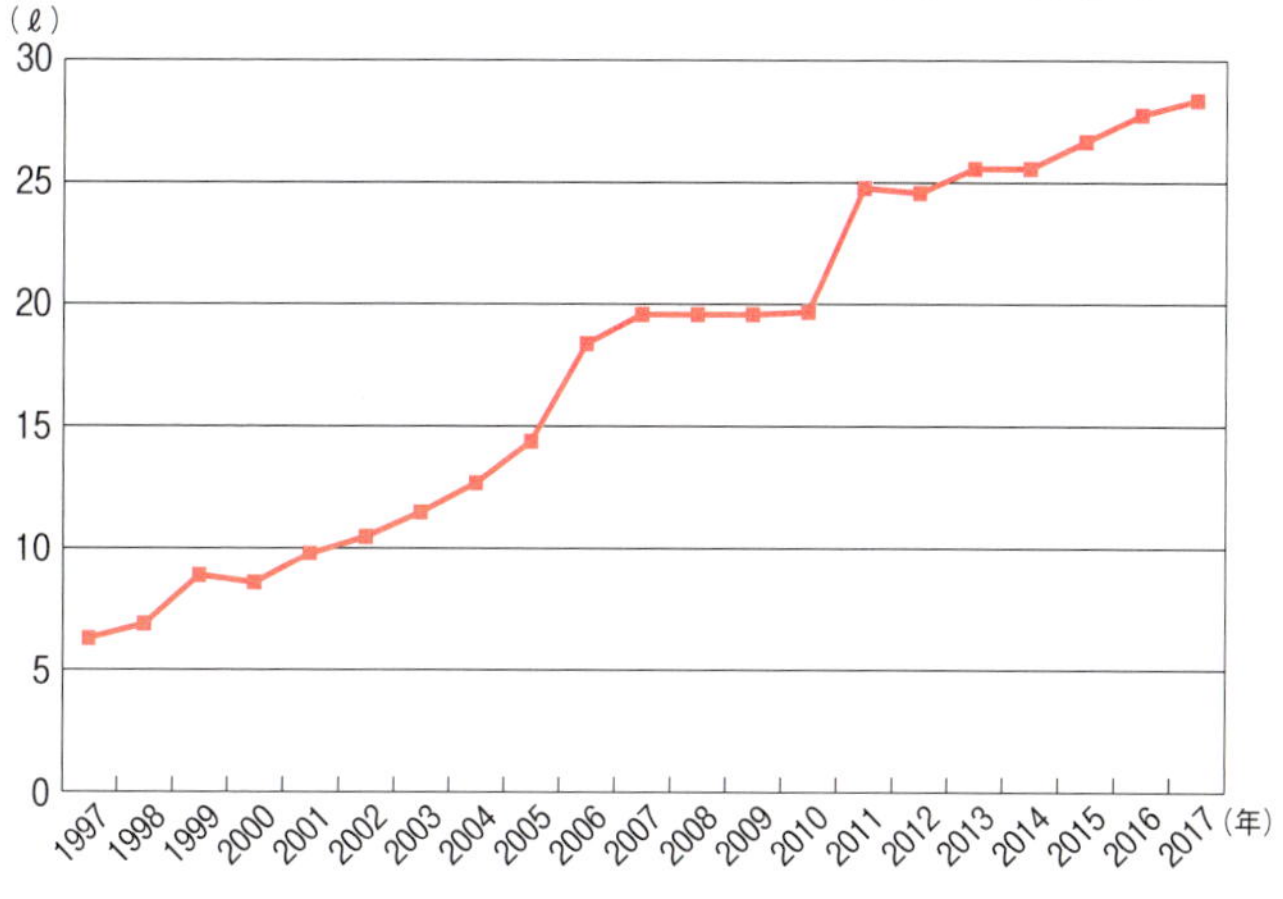

＊ユーロモニター・インターナショナルの調査による数値をもとに作成

が、それを差し引いてもなお、増加していることには変わりありません。

平たく言うと「積極的に水を飲む」習慣が日常の中で当たり前となり、その傾向を反映するかのように、消費量が著しく増えているのです。

とくに増えているのが「ペットボトルのお茶」

このようなグラフを見ると「水以外の飲み物はどうなのか」と気になるかもしれませんね。

前のグラフとセットでもう1つ、総務省「家計調査」のデータを見てみましょう。これは「一世帯当たりの年間の品目別の支出金額」を1年ごとに調べたものです。

グラフを見ると、2000年初期には支出金額が多かった「果実・野菜ジュース」「緑茶」の〝2強〟は、ともにやや下降気味です。

一方で、支出金額が増えているのが「茶飲料（ペットボトル類に入っている緑茶や麦茶など）」「コーヒー（インスタントコーヒーやコーヒー豆）」「コーヒー飲料」「炭酸飲料」です。

［一世帯当たり年間の品目別支出金額（二人以上の世帯）］

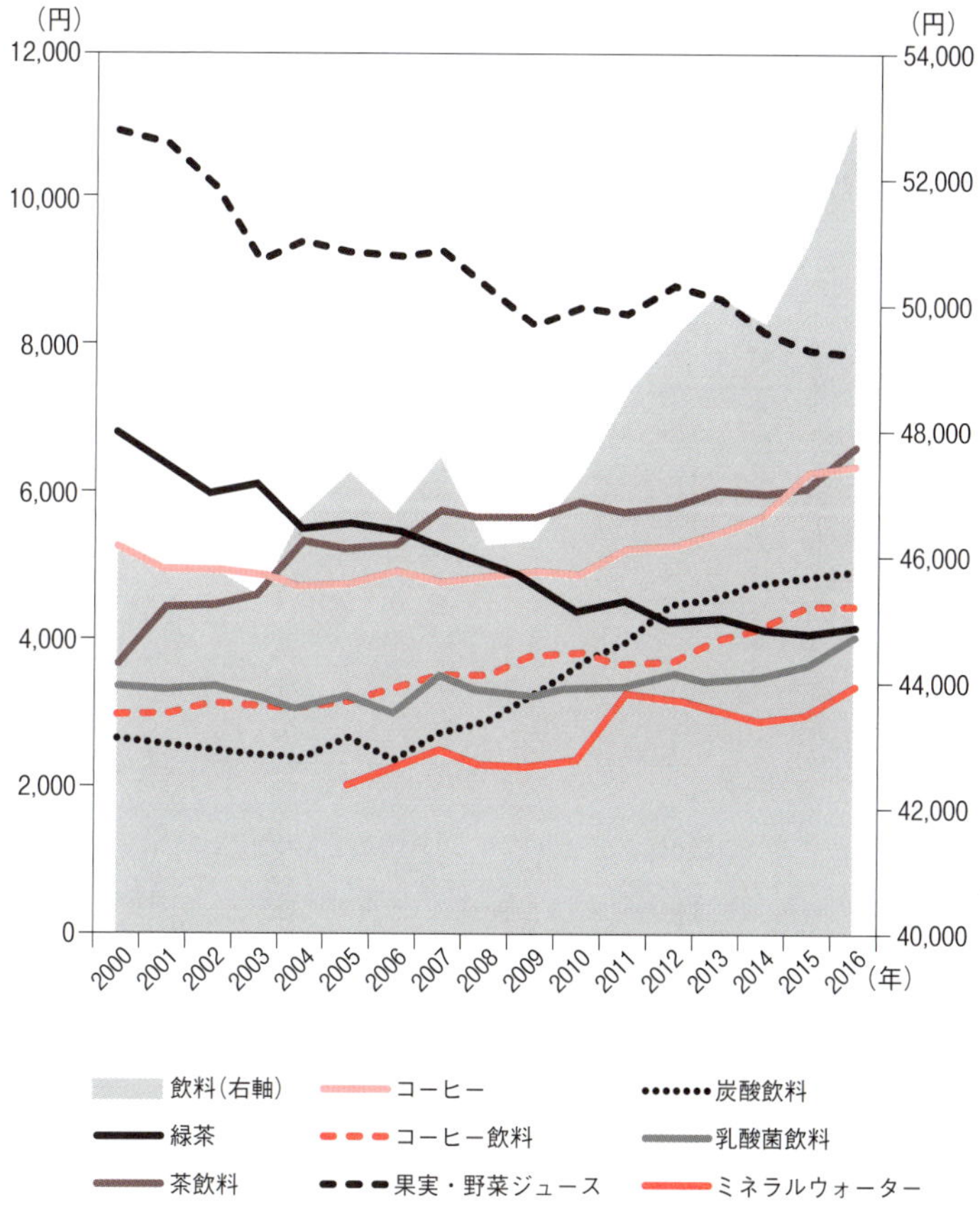

＊総務省「家計調査」より作成
注：支出額の小さい下位品目と雑多なものの集合である「その他」は記載していない

そして、**飲料全体では大幅な右肩上がり**の調査結果となっています。

つまり、ジャンルごとの比率は変化が少ないながらも、全体として種類の幅は広がり、飲料全体の消費量が伸びているということです。

これらの結果を、あなた自身の習慣や、あなたの周囲の状況と引き比べてみて、いかがでしょうか？

本当は恐ろしい「フルーツ摂りすぎ」習慣

飲料として直接摂取する水分もさることながら、私は**〝隠れ水分〟であるフルーツ（果物）の摂りすぎ**にも警鐘を鳴らしています。

「栄養豊富だから、摂れば摂るほど体にいいはず」

そう信じて、フルーツの過食がクセになっている人がじつは非常に多いのです。

皮肉なことに、健康志向の強い人、美容への意識が高い人ほど、フルーツの摂取を積極的に行っている印象があります。

そんな人に向かってフルーツの弊害を指摘することは心苦しいのですが、あえてここでは強く言わせてください。

たいていのフルーツは驚くほど、多くの水分を含んでいます。種類によっては「全体の9割以上が水分」のものもあるほど。

ですから、いくら「水の摂取量」を減らしても、フルーツの水分を意識しないまま食べ続けていたら「胃のむくみ」リスクは一向に解消されません。

まずは「ひと口減らす」だけでOK

参考までに、次ページに主だったフルーツの水分量を挙げました。

中には、一見水分が少なそうに思えるものもあります。ですから**「フルーツとは、おしなべて水分が多い」と考えるくらいがちょうどよい**のです。

もちろん、だからといってフルーツを「ひと口たりとも食べてはいけない」という

［ 水分の多いフルーツ一覧 ］

（いずれも可食部100gあたりの水分／単位はg）

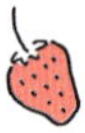
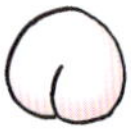
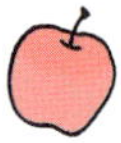
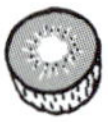
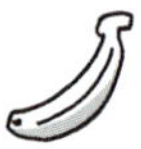

だいだい	91.2
いちご	90.0
すいか	89.6
グレープフルーツ	89.0
もも	88.7
びわ	88.6
ラズベリー	88.2
日本梨	88.0
メロン（露地）	87.9
プルーン	86.2
りんご	84.1
ざくろ	83.9
ブドウ	83.5
キウイフルーツ（黄肉種）	83.2
柿（甘柿）	83.1
さくらんぼ	83.1
バナナ	75.4
日本栗（ゆで）	58.4

（「日本食品標準成分表2015年版（七訂）」から一部引用）

わけではありません。たとえば、いままでブドウが好物で、1度に1房まるごと食べていた人は、完食してしまうのではなく、1回数粒程度に留めておく……など。

人は、ある事柄に禁欲的になりすぎると、別のことで欲求を満たそうとします。その欲求が満たされるときは、えてして暴走してしまうものです。

つまり「フルーツ断ち」をすることで、スナック菓子やお酒などを〝暴飲暴食〟してしまっては本末転倒。ほどよい量で、末永くおつきあいしていきましょう。

そのとき「胃」で何が起こっているか？

水分を摂りすぎた結果、胃で起こる変化は大きく2つあります。

1つめは、**胃がモタッと重たくなる**こと。その状態は、私たちが日常的に使う「胃もたれ」という言葉とも、よく似ています。厳密にいうと「胃のむくみ」という現象の中の1つとして「胃もたれ」がある、と定義できます。

もちろん「胃もたれ」のように自覚症状がなくても、「胃のむくみ」は静かに進行し、周囲に悪影響を及ぼし始めます。この「なかなか自覚しにくい」という側面が、胃のむくみの恐ろしい特徴なのです。

2つめは、**胃の消化機能が急激に低下すること**。「太りすぎた人」と同じで、むくんでふやけたことによって、胃の働きが著しく鈍くなるのです。また、むくみによって胃酸が薄められてしまいます。

「消化機能の低下」と「胃酸の薄まり」というダブルパンチによって、胃にはものがたまりがちになります。その結果、胃酸がより多く分泌されるようになります。

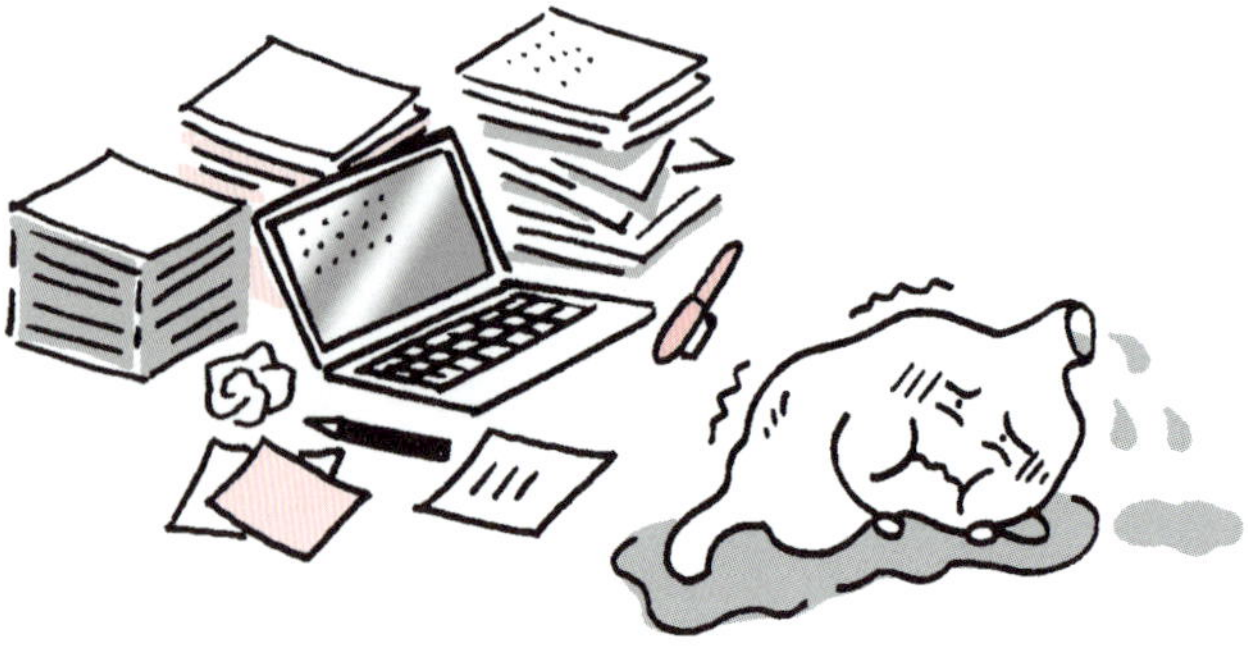

胃は〝まじめ〟なので、「早く消化をしなくては」と一層勤勉に働こうとします。

会社の同僚でいえば「目の前に仕事があると、不眠不休でも片づけずにはいられない」タイプ。だからこそ、口から入れるものの量を、その人自身の意思でコントロールする必要があるのです。

〝水浸しの畑〟で作物は育たない

「乾きを潤す」程度の水分は必要ですが〝水たまり〟はつくらない――これが胃のむくみを招かない大原則です。鉢植えの植物を根腐れさせない理屈と同じです。

そもそも「胃」は、その漢字が表すとおり、中国の考え方では「田」によくたとえられます（農作物が採れる畑のようなところも、すべて「田」と総称します）。

豊穣な大地が多くの農作物を実らせるように、体に欠かせない「血」や「気」（元気のもと）をつくり出すのが、本来の「胃」の役割です。そんな体内の〝畑〟が水浸しになって、水はけが悪化し、ぬかるんでしまったら。収穫量は激減、場合によっては何も生み出せない荒地となってしまうことでしょう。

「水分を摂りすぎた胃は、ぬかるんだ畑と同じ」

そうとらえてみると、「胃のむくみ」の危うさがよくわかるはずです。

ケアすべきは「腸」よりも「胃」だった

近年、健康や美容の観点から「腸」に多くの注目が集まっています。「腸内環境」「腸年齢」「腸活（腸内環境を向上させる活動）」など、新しい言葉も生まれています。

身心のバランスを整えようと、見えない体の内部に注意を向け、働きかけていく活動は素晴らしいことに違いありません。しかし、私が学んだ中医学の観点から見ると、**体調を整えるうえで重要なのは「腸」よりも「胃」。さらにいうと「腸内環境」よりも「胃のむくみ」**なのです。

そもそも腸とは「小腸」（十二指腸・空腸・回腸）と「大腸」（盲腸・虫垂・上行結腸・横行結腸・下行結腸・S状結腸・直腸）の総称です。

中でも「食べ物の最終消化と栄養吸収」という大きな役割を担う「小腸」は、特殊な性質をいくつも備えた器官です。

たとえば「体内でもっとも長い器官」という点。その長さは6～7mにもなります。

また、ユニークな構造や器官をもっています。胃から送られてきた食べ物の栄養を、無事に消化吸収するため、「絨毛《じゅうもう》」という無数の突起や、細菌やウイルスなどから守ってくれる「パイエル板」という免疫器官が存在します。

さらには「がんをはじめ、さまざまな病気にかかりにくい」という特徴があります。免疫機能が高く保たれているからです。

このように小腸は、内臓の中でもかなり独特な臓器であるといえるでしょう。多くのメディアが「腸」について華々しく取り上げる風潮も理解できます。

「小腸」は「胃」の言いなりにしか動けない

けれども小腸の仕事を、胃が担う仕事と比べてみると、どうでしょうか。

口から入った食物の消化吸収を最初に行うのは、小腸ではなく「胃」です。

胃の仕事は重労働で、たとえるなら〝際限なく続く力仕事〟。胃とは、不眠不休で

働き続けるタフな実働部隊なのです。

一方、小腸の仕事は、比喩《ゆ》的にいうと〝バックヤードのアシスタント業務〟。小腸は、恵まれた労働条件で、決められたことだけをこなし、残業なしで定時で帰宅する存在といえます。

また、たとえ多くの〝仕事〟が胃から流れてきても、「次に控えている大腸にそのまま送っていい」ということになっています。つまり**小腸は、胃よりも負担がかかりにくい**のです。

「伝票処理の仕事が、胃から膨大に送られてきたけれども、うちの部署ではこなしきれないので、大腸にそのまま託します」

そんな流れ作業的な仕事ぶりでも許されてしまうのが、小腸という存在です。

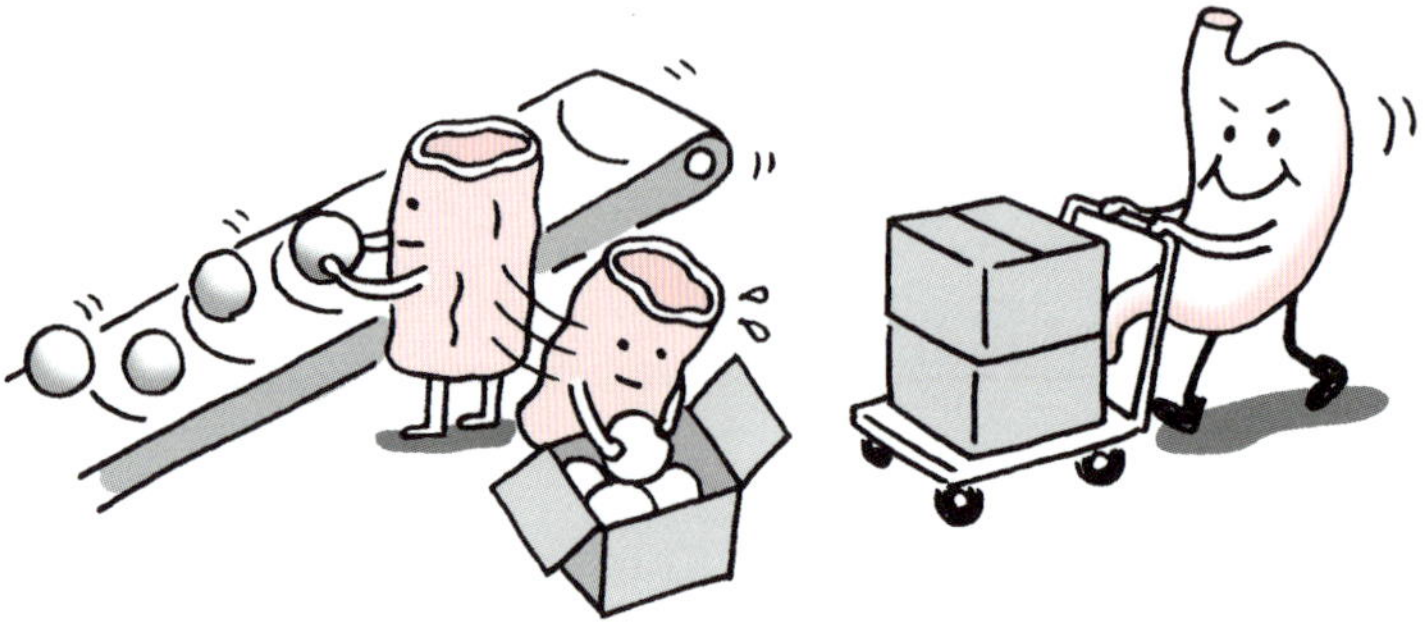

言い換えれば「**小腸は胃の指示どおりにしか動けない**」ということ。

仮に**体全体が栄養過多になったとしても「胃から送られてきたから、とりあえず何も考えずに消化吸収する**」。そんな**受け身の仕事しかできない**のです。

「腸」よりも「胃」を重視すべきだという背景には、こうした理由があります。

腸内環境を気遣い労《いた》わるのであれば、同様に、あるいはそれ以上に、縁の下で汗水を流している胃に思いを馳《は》せてはいかがでしょうか。そうすれば自然と「胃にもう少し楽をさせてあげよう」と、飲みすぎや食べすぎを控えられるようになるでしょう。

「多すぎる栄養」は「毒」になる

日本では古くから、「過ぎたるは猶《なお》及ばざるが如《ごと》し」というように「過剰であることは（不足しているのと同様に）望ましいことではない」と、戒めてきました。

江戸時代に活躍した儒学者、**貝原益軒**《かいばらえきけん》もそれを唱えた1人です。

益軒は、84歳で生涯を閉じるまでに多くの著書を遺しています。**当時は「50歳」が平均寿命とされる中で、現代の感覚でいえば100歳をゆうに超えるほど、益軒は長寿者でした。**

そんな彼が、亡くなる前年（1713年）に著わした『養生訓』は、私たち現代人も参考にしたい教訓に満ちています。

彼の思想の根底に流れているのは**「八分目」「慎む」という考え方**です。『養生訓』を通読すると「水は摂りすぎると毒になる」という旨の教えが、繰り返し出てくることに気づきます。

水は、もちろん体に欠かせないもの。だからといって、それが「万能」であるわけではなく、ましてや「多く摂れば摂るほどよい」というものでは決してありません。

つまり**体にとって、絶対的な「善」は存在しない**のです。

中医学でもこのような考え方をしますし、その根幹にある中国思想では「世の中に、〝いいもの〟も〝悪いもの〟もない」という教訓がよく登場します。

西洋にも目を向けてみましょう。かのシェイクスピアによる悲劇『マクベス』の冒頭では、３人の不思議な魔女たちによる次のような台詞《せりふ》があります。

「Fair is foul, and foul is fair.（よいことは悪いこと、悪いことはよいこと／きれいは汚い、汚いはきれい）」

健康な食習慣には「マイナス思考」が必要

科学的に考えてみても「過剰であることは望ましくない」のは、さまざまな時と場所で説かれてきた真理の１つです。とくに栄養については、この法則がほぼ例外なく当てはまります。

いくら健康な人であっても、食べすぎると肥満を招き、健康を害します。また「栄養価が高いから」と、高栄養価のものを消化機能が落ちている人が摂っても、逆効果になるだけです。

現代人は「プラス思考」で、とかく栄養を「より多く」摂り込もうとします。

サプリメントしかり、健康食品しかり、筋トレ愛好者のプロテインしかり……。

けれども、現代において本当に重要なのは、よい意味での「マイナス思考」、つま

り「引き算」のアプローチです。

栄養を摂りすぎていないか、ぜひ鏡で自分の体を見ながら、最近の食生活を振り返ってみてください。

「冬場に肌が乾燥しやすくなる」本当の理由

講座や講演などで話すと、決まって女性陣に驚かれるテーマがあります。

それは、お肌が乾燥する仕組みについてです。

健やかさと美しさを目指し、さまざまな美容法やお手入れを重ねてきた女性たちにとって、この話は〝目からウロコ〟であるようです。

冬場は誰もが、肌の乾燥を感じるものです。日常的にスキンケアやメイクを行う女性であれば、なおさらでしょう。

そんなとき、乾燥肌を改善しようとして「保湿」を徹底する人は多いはずです。

お手入れにスペシャルな美容液を追加したり、肌の表面に塗るクリームを増量したり、「保湿機能強化」をうたうファンデーションに切り替えたり。多くの人は乾燥を遠ざけようと「プラス思考」で対策を立てると思います（中には「コラーゲン鍋」を食べにいく人もいるでしょう）。

しかし、**冬場の乾燥肌は、「水分不足」が原因ではありません。肌の乾燥の真犯人は、じつは「水分過多」、つまり「むくみ」なのです。**

これがどういうことか、ご説明しましょう。

胃のむくみによって顔の水分が増え（むくみ）、それが血管を圧迫し、十分な血流が末端まで届かなくなります。すると、栄養も行き渡らなくなり、皮膚の細かい組織の修復ができな

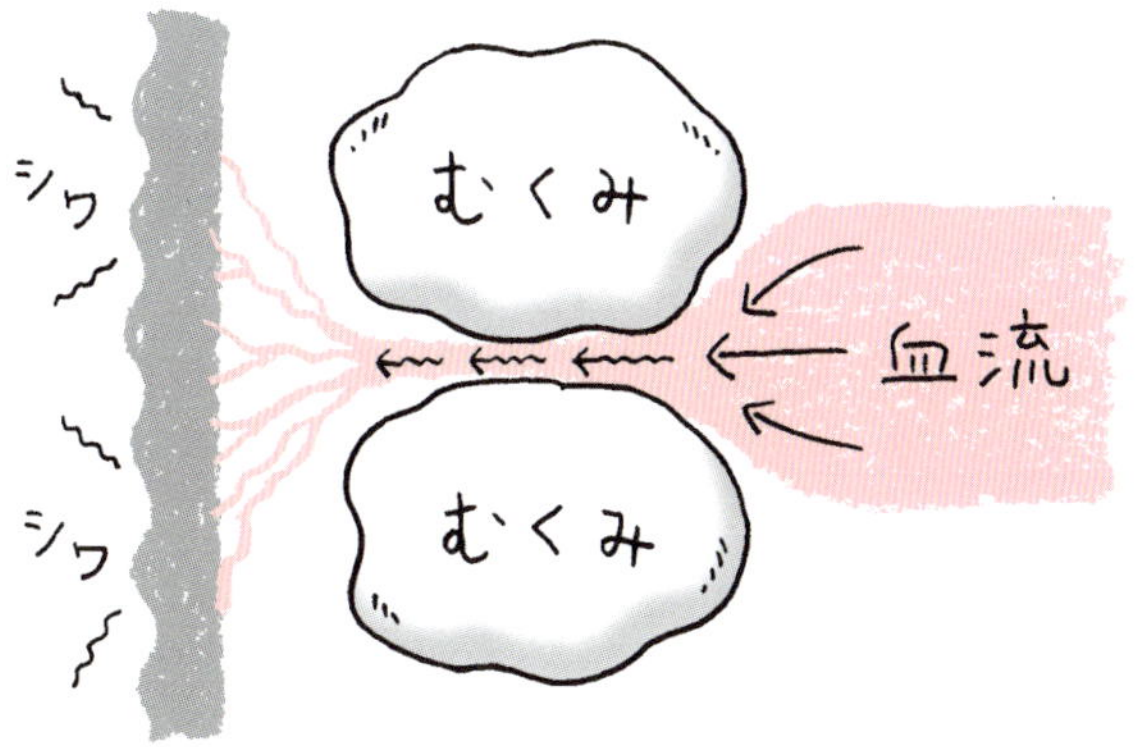

くなる……その結果、細かいシワができることになります。もちろん、細かいシワを放置すると、それらは広がりより深いシワへと進行していきます。

だから、細かいシワを見つけたとき、「乾燥している！」「水分が足りていない！」とあわてて、外から水分や油分や栄養分を足しても、何の解決にもなりません。むしろ**「水分が増えすぎている」と気づいて内側からむくみの解消に努め、栄養分がきちんと届くようにするべき**なのです。何も「足す」必要はありません。

生きていくうえでの「プラス思考」は、素晴らしいものです。しかしこのように健康面や美容面から見ると、現代では「マイナス思考」の路線でロジカルに考えたほうがうまくいくことがたくさんあります。

「胃」は体の健康状態を司るターミナルポイント

中医学では、内臓を「心」「肝」「脾」「肺」「腎」という5つに分類して考えます。この5つを**「五臓」**と呼びます。西洋医学で指す内臓と同じ名前ではありますが、解剖学的な意味合いに限らず、人体の働きや機能によって分けたものです。

これらの五臓は、助け合ったり、抑制をしたりしながら体内で絶妙なバランスを取っています。

五臓のうち、胃が属しているのは「脾」です。
そして「脾」こそが、ある意味五臓の中でもっとも重要です。

なぜなら、体で起こる不調や病気は、おおもとをたどるとほかならぬ「脾」（胃）から始まっているケースがほとんどだからです。

たとえば「貧血」は肝臓疾患の1つとされ、胃とは無関係の症状に見えます。しかしこれは、水分過多となり胃がむくんで、血が薄められて肝臓に送られる血が少なくなったか、あるいは、胃がむくんで食べたものが消化できず、栄養分が足りずつくられる血の量が減ったために起こる現象です。

このような「胃こそ大事」という考え方は、かつて中国の一部で急速に広がり、一時は大きな流派を成すまでにいたりました。12世紀に生まれた中国の医家・李東垣《りとうえん》は

「脾胃を内傷すると百病が生じる」と説き『脾胃論』という著書を遺しています。**万病は胃から始まる。**つまり、胃とは元気の源でもあり、同時に体の健康状態を司《つかさど》るターミナルポイントでもあるのです。

おなかの〝鍋〟の火加減、水加減ですべて決まる

胃を重んじる考え方を理解するうえで「わかりやすい」と好評なのが**「胃＝体の中心に置かれた鍋」**のイメージです。**「おなかにコンロが設置され、その上に大きな鍋（＝胃）が置かれている」と想像してみてください。**

口から入ってきた〝食材〟が〝鍋〟に入り、「火加減」と「水加減」のバランスによって調理（＝消化）される。できあがった料理（＝栄養）は、体の各部位に運ばれて食され、それぞ

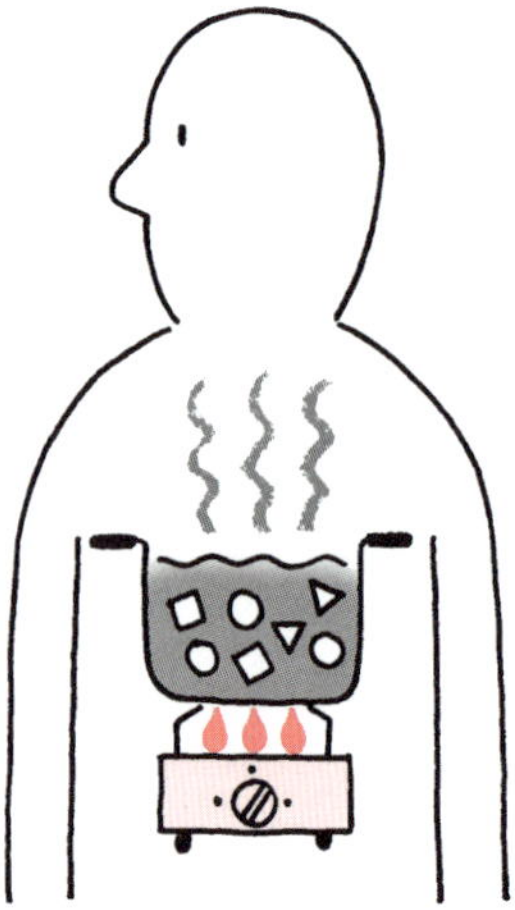

れの血肉となっていく――。

私たちの胃の中で起こっていることを突き詰めれば、このイメージですべて説明がつくといってもいいでしょう。

たとえば消化中は、胃が働いていることですから〝鍋〟は熱くなります（消化が終わったあとも、鍋は余熱でしばらく熱いままです）。

ただ、このとき〝鍋〟が異常な状況になると、その悪影響が周囲にまで及びかねません。

1つめのリスクは、長時間の調理や火力オーバーなどにより、高温の時間が続きすぎること（熱のリスク）。

2つめのリスクは、発生した水蒸気が充満して湿度が上がること（水のリスク）。

「熱のリスク」が高まると〝吹きこぼれ〟や〝焦げつき〟など、さまざまなトラブルが発生

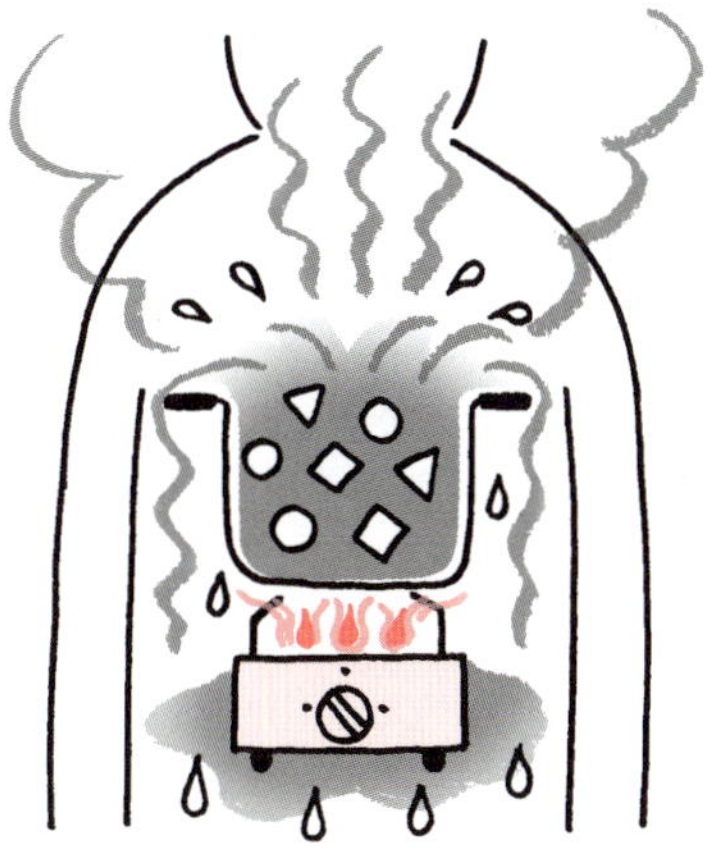

します。また、そこに「水のリスク」が加わると〝カビ〟や〝腐敗〟といったさらなる問題が出てきます。

これがつまり、体に不調や病気が生じた状態ということです。

あらゆる病気は「熱のリスク」によって起こった「熱性の病気」か、「水のリスク」によって起こった「水分過多の病気」か、2つに大別できます（ほかに両者が組み合わさって起こる「湿熱のリスク」もあります）。

私たちは日々、食事を摂るわけですから、胃という〝鍋〟を使わずには生きていけません。だからこそ、リスクを抑えたバランスのいい使い方が求められるのです。

胃で発生した〝湿気〟はほかの場所にも広がっていく

食べ方ひとつで、胃のコンディションは変わります。

本来、適量を食べていれば、食後におなかが苦しくなることなどありません。「おいしかったね」「みんなで食べて楽しかったね」、そんな幸福感が得られるはずです。

ところが「水分摂りすぎ」「暴飲暴食」「ドカ食い」など食べ方に問題があった場合、「だるい」「重い」など、なんともネガティブな不快感が先に立つことになります。

さらに残念なことに、胃の「だるい」「重い」は、体内のほかの場所にまで広がっていきます。それは、胃という〝鍋〟を使いすぎたときに発生する水蒸気が犯人です。


たとえば、鍋で高温調理をし続けているキッチンをイメージしてみてください。

ギトギトの脂が周囲に飛び散るだけではありません。湯気（水蒸気・水分）や匂いは、近隣にまで広がっていきます。

胃の状態もまったく同じです。**時には胃から遠く離れた場所にまで、胃から出た水分は広がっていってしまいます。結果、そこで「だるい」「重い」という不快感を二次的に生じさせてしまう**のです。

「水蒸気（湿気・水分）が体内にあると、よくない方向に変化が起こる」と考えてかまいません。夕食のおいしそうな匂いが、お隣さんから風に乗ってやってくるのとはわけが違うのです。

1つ例を挙げましょう。

胃から出た湿気が頭に到達すると「だるい」「重い」という感覚が起こり、頭痛や頭重が引き起こされます。

ボーっとしてしまい、仕事や勉強などに集中できる状態ではなくなります。

またほかには、遠いところでいうと胃から足のほうにまで湿気が移動し（むくみ）、「だるい」「重い」という不快感に悩まされるケースもあります（74ページ）。

これらの裏を返せば「胃のむくみを解消」することで調子がよくなるのは、胃だけに留まらない、ということです。全身の原因不明のトラブルまでもが、芋づる式に一気に効率よく解消することになるのです。

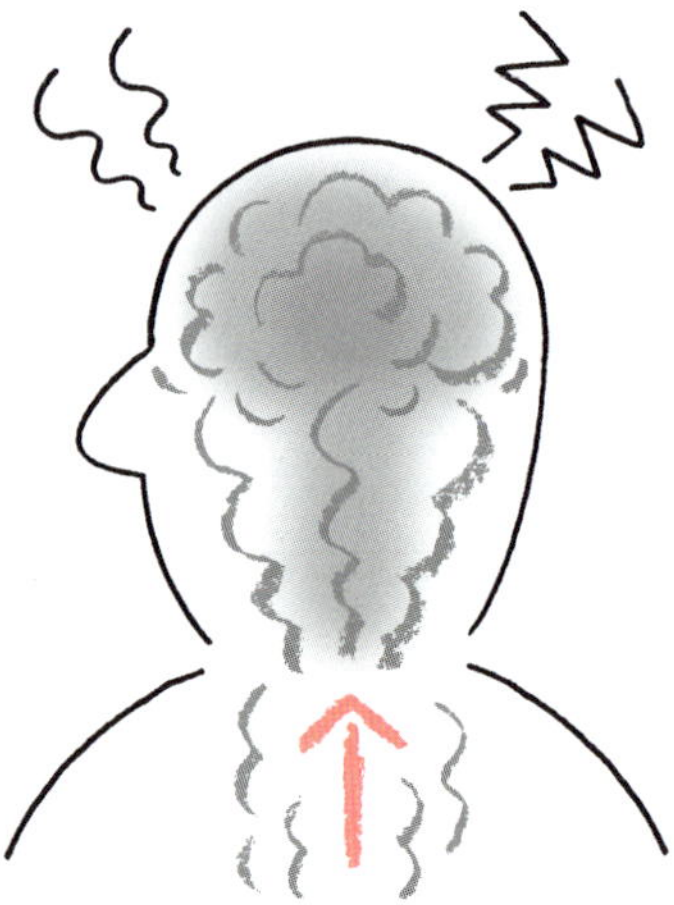

体の中は「経絡」という エネルギーの通り道でつながっている

胃やほかの部位がどうやって密接に影響し合うのか?

それには**「経絡」**という存在が深く関係しています。

中医学では、私たちの体に**「エネルギーの通り道」**である12本の「経絡」(Meridian)が、頭や顔、そして内臓や手足をつなぐように張りめぐらされている、と考えます。

12本の経絡のうち、胃が属しているのは「胃経」です。

「経絡」の仕組みを理解していると、体中に影響が出る理由が一層わかりやすくなります。

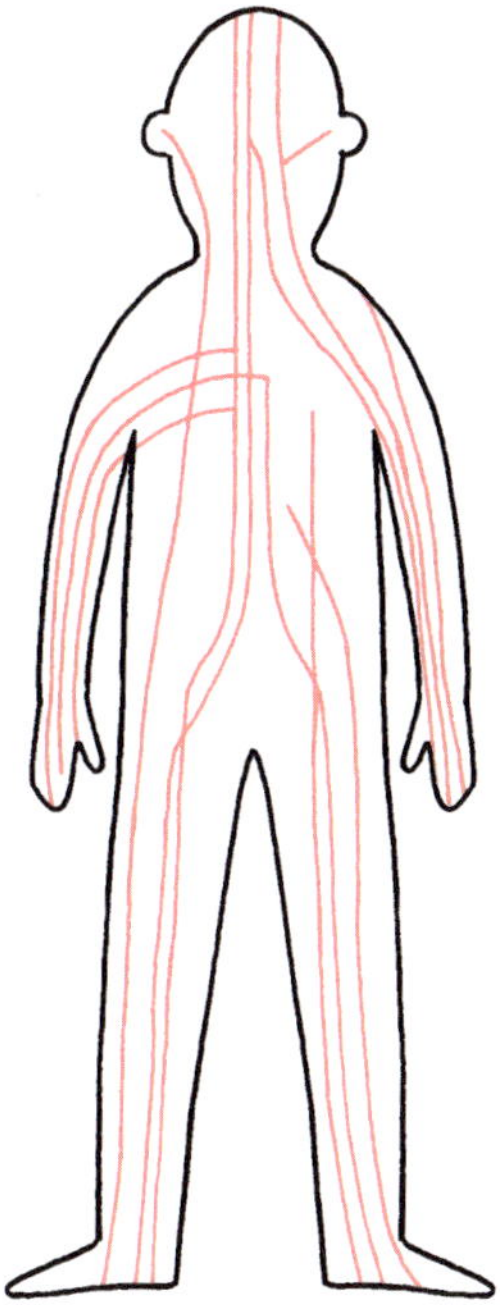

「経絡」の「経」とは、織物の縦糸を指します。「体を上下に走り、大事な任務を負っている状態」が表されています。

「経絡」の「絡」は、文字どおり連「絡」するひと続きの流れです。「経と経をつないだり、経と組織の間を連絡したりする脈」と形容できます。

つまり経絡とは、医学的に見た「血管」や「リンパ管」、「器官」や「組織」といった垣根を越え、体内を網羅した効率のよいネットワークと定義することができます。

たとえていうと「経絡」は線路、そしておなじみの「ツボ」は駅にあたります（ツボは必ず経絡の線上に存在しています）。こうして体中に張りめぐらされた経絡は「臓器とツボを結び、エネルギーを運ぶ」大きな役割を担っているのです。

そもそもエネルギーって何ですか？

経絡の説明をすると、よく受けるのが「そもそもエネルギーって何ですか？」という質問です。

中医学的に「エネルギー」とは「気・血・津液《しんえき》」を指します。これらは日本の人には耳慣れない用語かもしれませんが、中医学では基礎中の基礎にあたる概念です。

「気」とは、たとえば映画『スター・ウォーズ』シリーズに登場する架空のエネルギー体「フォース」に近いもので、**「生命力」**とも言い換えられます。気は残念ながら「フォース」のように見える化も数値化もできませんが、経験を積んだ中医師であれば感じることは可能です。

「血」とは、現代医学でいうところの**「血液」**に近い液体です。ただし、まったく同一というわけではありません。「精神活動を支える」という側面ももち合わせている点が、大きく異なります。

「津液」とは、**「血」以外の体液すべて**を指します。たとえば唾液や胃液、涙、汗など。体内のいたるところを潤すのが、おもな役目です。

これらの「気・血・津液」をやりとりする通り道が「経絡」なのです。

当然、胃で発生したトラブルは、胃の経絡上に広まっていきやすい特徴があります。また、胃の経絡上にある器官の状態を見ることで「胃がどのような状態なのか」を推察することもできます。

胃からあふれた水が、ほかの場所からにじみ出す

胃がチャポチャポの水浸しになり、ブヨブヨにむくんでいるとき、胃からあふれた水分は、ほかの場所からじわりじわりとにじみ出し、トラブルメーカーとして暗躍します。

それらの現象は肉眼で確認することができません。また、どんなに精密な検査によっても発見はなかなか難しいため、多くの場合気づかれません。だからこうした水分は、非常にやっかいな存在といえます。

ただ、**胃からあふれた水分が「どこに出やすいか」という点については、おおよその見当をつけることができます。**

その手がかりとなるのが、先にお話しした「経絡」です。

全身をめぐる胃の経絡、つまり「胃経」の線上に、水分がにじみ出し、大小さまざ

まなトラブルを引き起こします。それは、川や水路のようにはっきりとわかるつながりだけでなく、地下水脈を通って池の底から湧き出てくる水のように、離れた場所で突然出現する（ようにみえる）こともあります。

ですから、「胃経がどこを通っているのか」「どのような部位を含むのか」を把握しておくことをおすすめします。

そうすれば、**胃経上のスポットに不調が起きた場合、投薬などの治療にすぐさま飛びつくのではなく、「まずは胃のむくみを解消しよう」とおおもとの原因にアプローチすることができる**からです。

専門的には「胃経」の正式名称は「足陽明胃経」といいます。「足の〝陽側〟つまり〝前側〟にめぐっている経絡」です。

胃経は、鼻の傍らから始まり、口の周りを回り、下顎《あご》、のど、首、胸、おなかの正面へと下り、足の前面の外側を通り、足の人差し指まで流れます。「胃経には45個のツボがある」と定義する流派もあるほど、経絡の中では長いルートになります。

次ページの図で、顔や体のはっきりとした部位別に追ってみましょう。

[胃からあふれた水がにじみ出す場所]

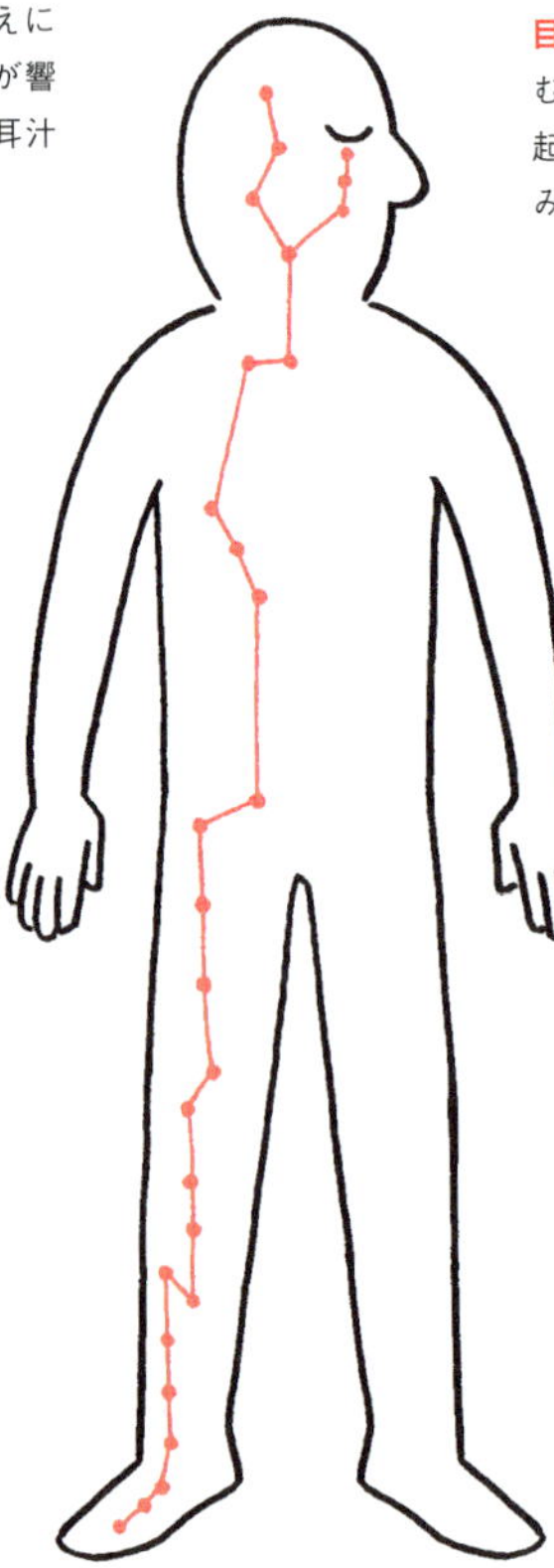

顔全体▶むくみや小じわができる。

顎▶ふくらみすぎて二重顎になる。

耳▶水がたまるため、聞こえにくくなったり（難聴）、低音が響くような耳鳴りが起こる。耳汁が出たり、中耳炎になる。

口▶口腔内に水がにじむとよだれになる。歯が浮いた感じになる。親知らずのところが腫れると歯ぐきが痛んだり、顎関節症になる。

卵巣（女性の場合）▶むくみの結果、卵管が圧迫され卵巣が腫れる。

子宮（女性の場合）▶子宮筋腫ができる。子宮内膜が水びたしの場合、不妊症となる。

腸▶ふやけた結果、潰《かい》瘍《よう》やポリープ、腫瘍《しゅよう》などができる。

肛門▶むくみによって、痔ができる。

足▶むくみによって血行不良になった結果、水虫や痛風、足先の壊《え》疽《そ》などが発症する。

頭▶水がたまることで、頭が重くなったり（頭重）、片頭痛が引き起こされる。つねに眠さを感じる（嗜眠《しみん》）。

目▶涙としてあふれ出る。水がむくみとなって血行不良を引き起こすため、腫れやくま、くすみが引き起こされることもある。

鼻▶鼻水としてあふれ出す。ほうれい線ができる。

頬▶頬の肉がふやけて、化粧のりが悪くなる。頬の肉が下がり、ほうれい線ができる。

喉▶むくみにより甲状腺の機能が低下する。腫れると食べ物が通りにくくなったり、呼吸がしにくくなる。

すい臓▶むくんだ結果、インシュリンの分泌が悪くなり糖尿病になる。

内臓全般▶がんができる。

関節全般▶むくみによって関節液がシャバシャバに薄まった結果、痛みが生じたり腫れたりする。

それぞれにツボの名称はありますが、わかりやすく紹介するため、ここでは割愛します。また、ここに掲載するのはほんの一例です。

朝起きたときに出やすい「2大症状」の正体

「寝起きのまぶたが、なぜだか腫れている」「朝ごはんを食べる気がしない」

朝起きて、こんな症状に頭を抱えたことはありませんか？

寝不足なわけでも、前日にお酒を飲んだわけでも、とくに不健康というわけでもないのにこのようなサインがある場合、まず考えられる原因が「胃のむくみ」です。

どのような仕組みでこれらの症状が起こるのか、解説しましょう。

1つめの**「寝起きのまぶたの腫れ」は、横になって寝ている間に胃から流れ出し、まぶたにたどり着いた水分（むくみ）が原因**です。

水は横に広がる性質をもっています。だから睡眠中に胃から目元まで移動したというわけです。

「むくみとは、そもそも水分である」

そう考えると、胃から遠く離れているはずのまぶたにまで、むくみがはるばる移っていく理由に合点がいくでしょう。


2つめの**「朝ごはんを食べる気がしない」**について。

こちらも理屈は単純です。**胃が慢性的にむくんでいる人の場合、そのむくみは足のほうにまで広がっているもの。その足のむくみが、寝ている間に横に流れ、胃にたどり着くと、胃はさらに水浸し状態になります**（つまり胃から生じたむくみが、足に移動し、それが再び胃に〝里帰り〟した……というイメージです）。

すると、胃はもたれるような重い不快感を覚えるようになり、食欲は減退。「朝ごはんを食べる気がしない」と感じるわけです。

これは「もう消化をしたくない」という、胃からのSOSサインともいえます。

このように、2つの症状のおおもとにはいずれも「胃のむくみ」が関係しているのです。だから、胃のむくみを解消することが、遠回りなようでいちばんの近道になります。

いずれかの症状に心当たりのある方は、試しに就寝直前の水分摂取を控え、翌朝の違いを確かめてみてください。

頭痛になったら1杯のコーヒーを飲みなさい

誰しも「ランチのあと、急に眠たくなった」経験があるでしょう。

デキるビジネスパーソンの中には「食後に眠たくなるのは、ある程度仕方のないこと」と潔く割り切り、「大事な商談や会議の前には、ランチを食べない（少なめにする）」と決めている人もいます。

食べすぎたあと、眠たくなったり、頭がボーっとしたりするのも、胃を起点としたエネルギーの流れを考えるといたって自然な現象なのです。

胃で消化が始まると、〝鍋〟が急速に熱くなり、湯気（水蒸気・水分）が発生します。湯気は気体ですから上へ上へと上昇し、体のてっぺんである頭にまで到達します。頭に到達した湯気は、やがて窓の結露のように冷えて気体から液体になります。胃から生じた「熱い水蒸気」が、頭部で液体（水）に変化して「むくみ」となるのです。

中医学では、この「熱い水蒸気」のことを「湿熱」と呼びます。

湿熱は万病のもとであり、私たちの体にとって決して歓迎すべき存在ではありません。もちろん、湿熱をつくり出さないためには、その原因をつくった「胃のむくみ」を解消することが第一です。

ただし、普通に生活をしていても、湿熱はどうしても発生しがちです。

そこで、救済策を1つご紹介します。

「1杯のブラックコーヒー」を飲むのです。すると、食後の眠さやだるさ、ひいては頭痛にいたるまで、改善・解消が見込めます。

これはカフェインの効果云々《うんぬん》とは関係ありません。中医学の観点から言うと、コーヒーに備わっている「水を下げる働き」を利用したものです。頭部にたまった湿熱をコーヒーが〝下げて〟くれるため頭がスッキリし、だるさや痛みが一気に解消するというわけです。

だからといってコーヒーを何杯もがぶ飲みすればするほどいい、というわけではありません。目安は1杯です。また、ミルクや砂糖を入れることは脂肪や糖分の摂りすぎにつながるため、おすすめしません。

「コーヒーは苦手」という人もご安心を。ほかに同じような働きがある飲み物の例を第3章でご紹介します。

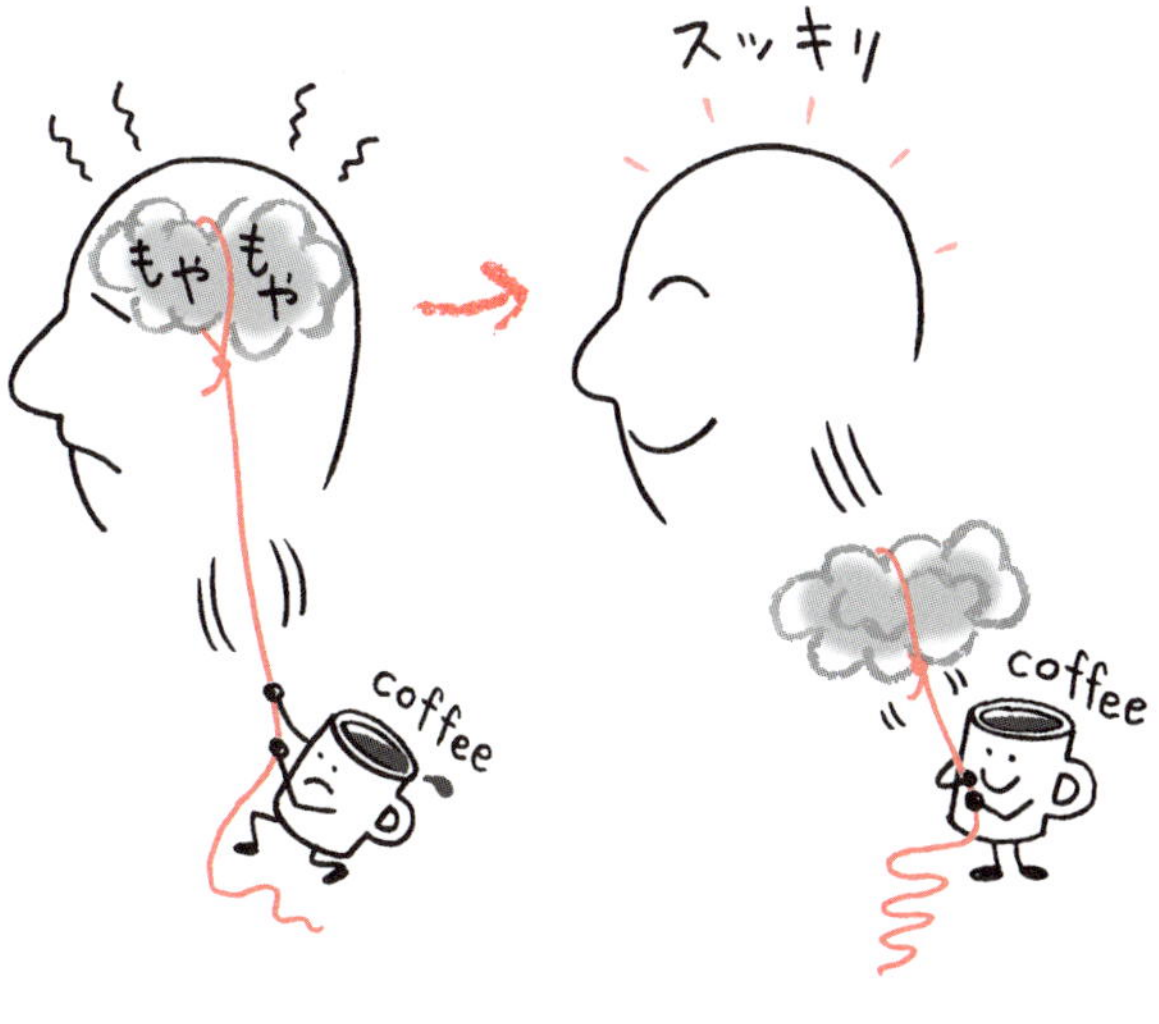

お酒が「百薬の長」は本当か？

昔から「百薬の長」として親しまれてきたお酒。適量であれば、人生に彩りを添えてくれるよき伴侶ですが、たいていは「むやみに飲みすぎてしまう」ことが多いのではないでしょうか。

じつは、**お酒を飲んだあとに起こる変化の代表が、まさに「湿熱」です。**

つまり、胃で消化が始まると、鍋が急速に熱くなって熱い水蒸気（湿熱）が発生するのとまったく同じことが、お酒を飲んだときにも起こっているのです。

食べ物を消化しているときに起こる現象と同じことが、液体を摂り込むことによっても起こる——よく考えてみると、不思議です。逆にいうと、お酒（アルコール）というのはそれだけ「燃える」力が強烈なのです。

カンのよい方なら、ここまで読んで「お酒の飲みすぎは体に大きなダメージを与えるぞ」とピンとくることでしょう。

実際、お酒の影響力はあなどれないものです。私自身、お酒に弱い体質ということもあり、少し飲んだだけでさまざまな症状が即座に出ることを体感しています。

まず、湿熱が口元まで上ってくると、**喉がむくんで息がしにくくなります。**若い頃、お酒に弱いと気づかずうっかり飲みすぎたときには喘息《ぜんそく》のような症状が出たこともありました（※お酒に弱い人は、試さないでください）。

そして**鼓動が速くなり、心臓がいつもよりドキドキします。**

次に**歯が浮くようなフワフワとした違和感が口中に広がり、やがて頭が痛くなります。**体のむくみが多くなっているときは、めまいが出ることすらあります。

続いて**「酔っぱらってしまった！」と強く自覚する**ことになります。

この「酔っぱらった」「これ以上飲んではまずい」という〝自覚〟は、お酒に強い人に比べて弱い人のほうが格段に早く訪れます。

そして**次の日は、お決まりの顔のむくみ、頭痛など、複合的な症状の「二日酔い」に悩まされる**というわけです。

もちろん、**これらの不快な症状はすべて「湿熱」の仕業。**

私自身、中医学を学んでからは「わざわざ好んで胃を酷使することはないだろう」と、お酒とは距離を置いています。

ここでは「お酒」と総称しましたが、日本酒やウイスキー、ワインなど、種類によっては「不快な症状が起こらない」ということもあります。お酒との相性は、個人差が大きいのです。

たとえば稀《まれ》なケースではありますが、貧血気味の人の場合「赤ワインを飲むと、体調がいい」という場合もあります。

とはいえ、ほとんどの人にとって、たいていのお酒は「湿熱」を直接的につくり出す燃料のようなもの。不調とキッパリ縁を切りたいのなら、控えるに越したことはありません。

沖縄の人が「花粉症になりにくい」ワケ

「沖縄の人は、概して花粉症になりにくい」とよくいわれます。

その理由は、いったい何だと思いますか？

「そもそも、沖縄にはスギやヒノキが無いから、花粉が飛ばないのでしょう？」

そんな声も聞こえてきそうです。しかし実際のところ、沖縄にもスギやヒノキは少なからず見られます。まったくのゼロ、というわけではありません。

さらに言うと、ブタクサやススキなどの植物も多く生えています。つまり、アレルギー反応を起こすもととなる花粉は、程度の差こそあれ、本州と同様に存在していることになります。

それなのになぜ、沖縄の人たちは花粉症になりにくいのか。

この問題も、体内の水分量とむくみが関係しています。

じつは、花粉症の発症にも「胃のむくみ」が大きく関係しています。

胃を起点に全身に広がったむくみは、ちょっとしたきっかけでさまざまな病気を発症する〝地雷〟のような存在です。

ですから、花粉によるほんのわずかな刺激を感知しただけで、それが起爆スイッチとなり、**それまで容量ギリギリのところで体内に保たれていた水分が、鼻水や涙とし**

て外へあふれ出るというわけです。

一方、1年を通して湿度や気温の高い日が多い沖縄の人たちは、日常的に汗をかいて暮らしています。

もちろん「沖縄でも冷房の効いた環境にばかりいる」という人はいるかもしれません。それでも、本州の人よりは平均して多くの汗をかいているはずです。

沖縄の人たちは、たとえ胃が一時的にむくむことがあっても、汗をよくかいているから体内の水分量はさほど増えすぎていない。胃も、むくみにくい。

そんな傾向があるのです。

だから「花粉症を避けるために沖縄へ旅行する」という行動が、必ずしも有効かどうかはわかりません。その人の体が水分過多な状態であれば、沖縄に自生する植物の花粉によって、花粉症が起こる可能性だってあり得るからです。

本当に花粉症を治したいのであれば、何より胃のむくみを解消することです。そして、体内の水分量を適正化することです。症状を薬で抑え込んだり、花粉のない地域へ移動したりすることは、一時しのぎにすぎません。

「ひざの痛み」も「胃」に原因があった

私のところには「ひざの痛み」でお悩みの方も、アドバイスを求めて数多くいらっしゃいます。

そんなとき、私が助言するのはただ1つ。

そう、「水を減らしましょう」ということです。

ほとんどのひざの痛みは——ひざの痛みも——やはり「胃のむくみ」由来の水分が原因です。

胃から経絡を通って広がった水分がひざにたまり、むくみが血流の流れを阻害するため、痛みが生じるのです。

人の体には「**不《ふ》通《つう》則《そく》痛《つう》**」という原則があります。字義どおりに訳すと「**(流れが)**

通らなければ、そこに痛みが出ますよ」という教えです。

そもそも中医学では、体の中に「気」「血」「津液」というエネルギーが存在し、それがつねに「めぐっていること」で健やかに過ごすことができる、と述べました。これらの流れが滞ると、痛みが生じるというわけなのです（滞る度合いが弱いと「かゆみ」になります）。「胃」に由来する「むくみ」が体中のさまざまなところで悪さをする、という現象は、基本的にこの「不通則痛」の原則で説明がつくのです。

あるいは、水ではなく食べ物が消化しきれずに煮詰まり、コレステロールが高くなった血液がひざにたまり、それによって痛みが引き起こ

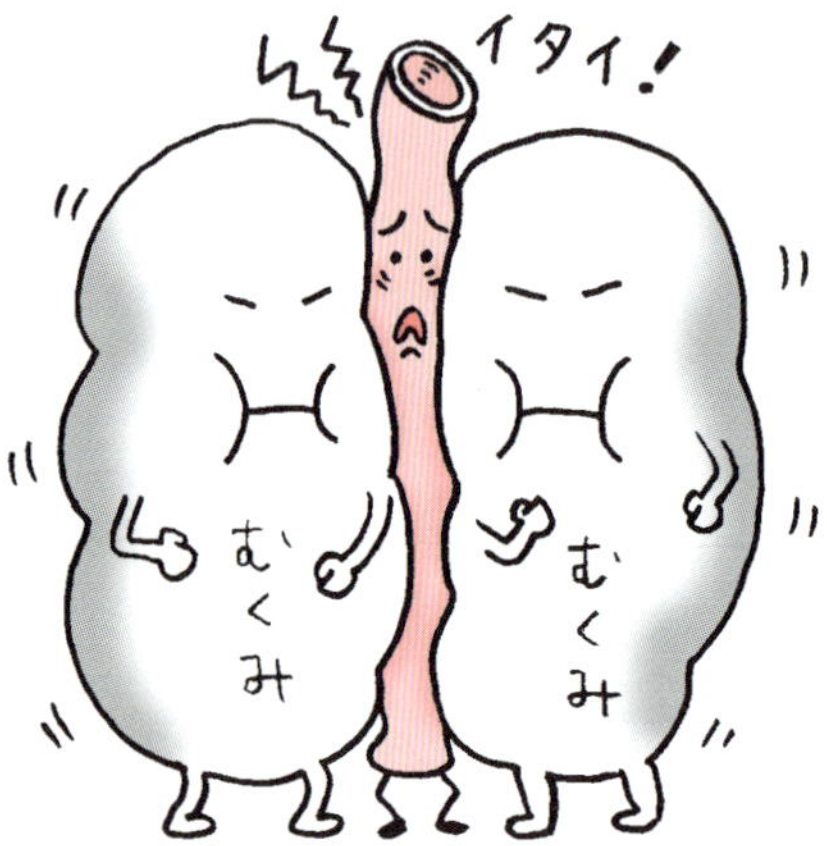

されているケースもあります。

この場合「食べすぎ」をやめれば痛みは改善、解消します（お酒の飲みすぎを意識的にやめれば連動して「食べすぎ」も解消します）。

ひざの前側か、後ろ側か、痛む箇所からさらに詳しく原因を探ることもできます。ひざの前側が痛い場合。そこには胃の経絡が通っているため「胃が悪い」可能性があります。ひざの後ろ側が痛い場合は「腎」の経絡が通っているため、腎臓が弱くなっている可能性が考えられます。

いずれも「水分を減らす」という方法で解決が期待できます。


ちなみにひざ痛といえば、よくある治療法に「グルコサミン」の補給があります。これは「グルコサミン」の「水をゼリー状に固める」働きを活用したものです。

ひざにたまっている水分が、グルコサミンによってゼリー状に固まってクッションの役割を果たすため、痛みが消えたように感じますが、一時的であるうえに、体のほかの部位にまで粘りけが広がり、太りやすくなるなどの悪影響が懸念されます。

やはりおおもとの原因となっている「水分」を減らすほうが得策といえるでしょう。

「ふやけた内臓」ががんを引き起こす!?

胃からむくみが広がっていくと、それはほかの臓器にもむくみを及ぼし、体をむしばんでいきます。

本来は健やかであったはずの丈夫な臓器も、胃のむくみを放置したせいで、機能を損なったり、さまざまな病気を発症したり、時にはがんになることすらあります。

いったいどの臓器に、胃のむくみが及ぶのか。それは、体質やその人を取り巻く環境によって大きく左右されます。

たとえば、**胃のむくみが広がったために、がんが発生したケース**では、胃がむくむと体内の水分が増え、血液が薄くなったり停滞したりするようになります。

水浸しになった胃の水分は体の下方へどんどんたまり始めます。足元はもちろん、おなかの下の辺りにもたまります。

すると、大腸（直腸）、膀胱《ぼうこう》、前立腺、子宮、卵巣など、多くの臓器が水につかるようになります。

その状態は、たとえていうと**「暴風雨で床下浸水した木造家屋」**そのものです。

どんなに立派な柱も、長時間水につかっていると、その周囲からはカビが生えたり、腐ったり……最終的には、ふやけすぎた結果倒壊してしまいます。

つまり「がんが発生する」ことになります。

床下浸水した木造家屋を復旧させる場合、たまった水を物理的に外にかきだすことさえできれば、問題は解決するでしょう。

けれどもむくんだ内臓の場合、そう簡単には

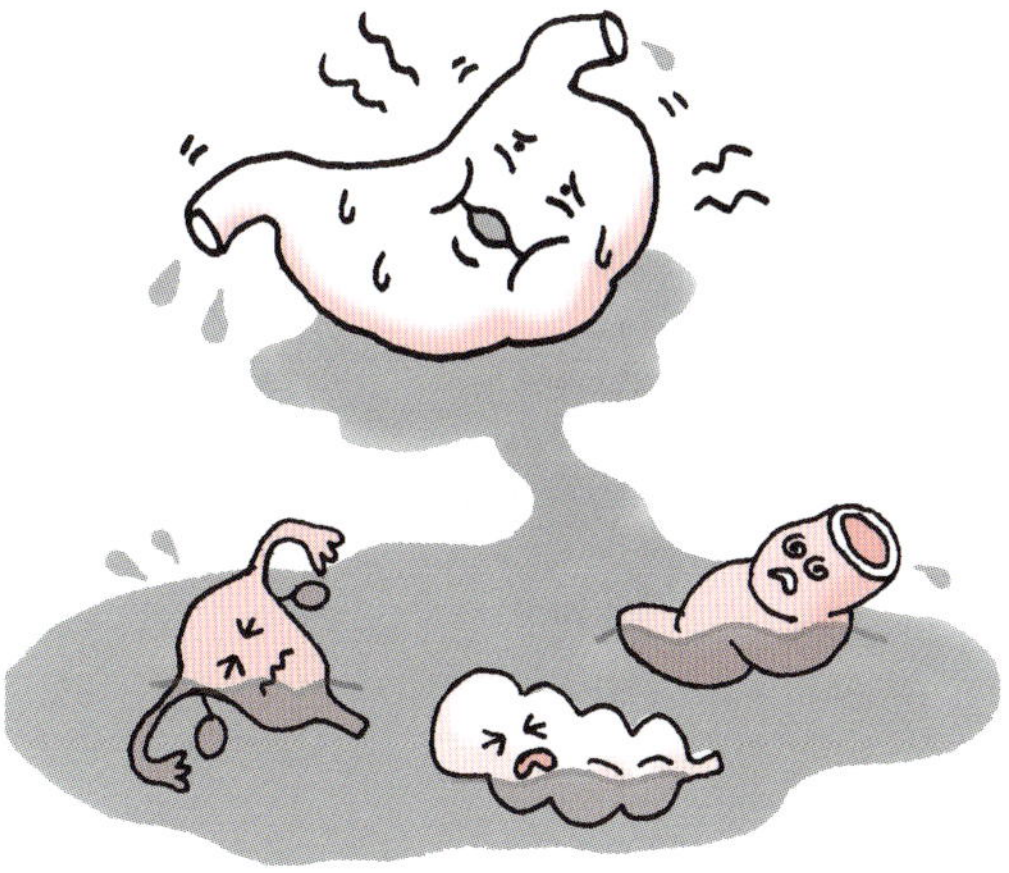

いきません。

なぜなら、内臓にたまった水分が冷えると、内臓をコーティングするようにして脂肪がついてしまい、取り除くことが困難になるからです。脂肪でコーティングされた内臓はそのまま、ブヨブヨとむくんだ状態が続くことになります。

こうした状態は、仮に外科手術で開腹しても、直接解消することはできません。まずは内側から胃のむくみを解消するところから始め、地道に体の水分を減らしていくしかありません。

「こまめに検診を受けていれば大丈夫」……ではない！

「こまめにがんの検診を受けて、早期発見に努めればいいのでは？」

こんな声も聞こえてきそうです。

けれども、すべての部位のがんが検査可能なわけではありません。

その代表例が、大腸です。

大腸がんを調べる際は、内視鏡で見ることになります。しかし、**内視鏡で見ることができるのは、どんなにがんばっても管状になった大腸の「内側」だけ。大腸の「外**

側」を見ることは、物理的に不可能です。

だから「いざとなったら、検診でひっかかるから、がん対策はもう万全」などと安心は決してできないのです。

加齢とともに衰える「水を上げる」エネルギー

ある一定の年代を越えたとき。年齢を重ねるとともに、さまざまな変化が全身に現われ始めます。

それは生理的な自然現象ですから、どんなに健康な人でもなかなか避けにくいもの。ただ、どのような変化が自分に起こるのかを事前に把握して心構えをしておけば、老化のスピードを遅くすることは可能です。

白髪や老眼などといった比較的わかりやすい変化とともに、よく覚えておいてほしいのが「水を上げるエネルギー」が衰える、という老化現象です。

水を減らしても胃のむくみがなかなかとれなかったり……。

運動をしても、汗をかきにくくなったり……。

たとえかくことができても、残念ながら「体の低い部位」からしか汗をかけないようになっていたり……。

そうすると、胃のむくみは下がり、内臓の疾患や、関節痛など「下半身の不具合」を引き起こしやすくなります。

その典型的な例が、ここまでに見てきた「ひざの痛み」や「（下半身の）がん」などです。

「胃のむくみ」の生じやすさがわかる2つのバロメーター

自分の体の「水を上げる」能力については、定期的に意識を向けてみてください。

なぜならその能力こそ、そのときの「胃のむくみ」の生じやすさと密接に関係するものだからです。

バロメーターは2つあります。

1つめは「ニキビがどの位置にできるか」という基準です。

若かりし10代の頃を思い出してみてください。顔にニキビができるとき、決まって額や頬など、「顔の上半分」にできた記憶はありませんか。

けれども年齢を重ねるにつれ、ニキビができるのは口の周りやあごなどの「顔の下半分」、そして胸元など顔より下の部位に移ってきた……思い当たりませんか。

酷に聞こえるかもしれませんが、それはまぎれもなく「水を上げる」能力が落ちた証拠です。

2つめは「頭や顔に汗をかけるかどうか」という基準です。

運動や、体に強い負荷がかかる仕事、家事などで体を動かしたあと「頭部から汗が噴き出る」という人であれば、「水を上げる能力」は十分あると考えられます。

したがって胃のむくみがあっても程度は軽く、実年齢とは無関係に「健康レベルは高い」といえるでしょう。

頭や顔に汗をかくことには「湿熱を頭部から逃す」という大きな効果があります。つまり、胃のむくみを引き上げ、頭部から発散させることにつながるのです。

「頭部に汗をかくと、胃のむくみの解消だけでなく、全身の加齢を食い止めることができる」そんなイメージで「汗をかく」習慣を取り入れていきましょう。具体的な方法については、第3章でお伝えします。

その前にまず第2章では、**外からなかなか判断できない「胃のむくみ」の状態を確かめる、あるとっておきの方法**をご紹介しましょう。

第2章

「胃のむくみ度」は、この方法で簡単にわかる

「ここ」を見れば内臓の様子が手に取るようにわかる！

自分の胃がむくんでいるのか、そうでないのか。

ここまで「胃」の大切さを繰り返し説いてきましたが、いざ「自分の状態はどうなっているのか？」に目を向けたとき、直接肉眼でとらえることは、いまの科学の力をもってしても簡単ではありません。

もちろん、X線（レントゲン）検査や内視鏡検査（胃カメラ）といった「目で見る」手立てはあります。ただ、じつはそうした面倒な検査を行わなくても、より正確に、確実に、胃の状態をひと目でチェックできる方法が存在します。

それは**「舌を見る」**ことです。

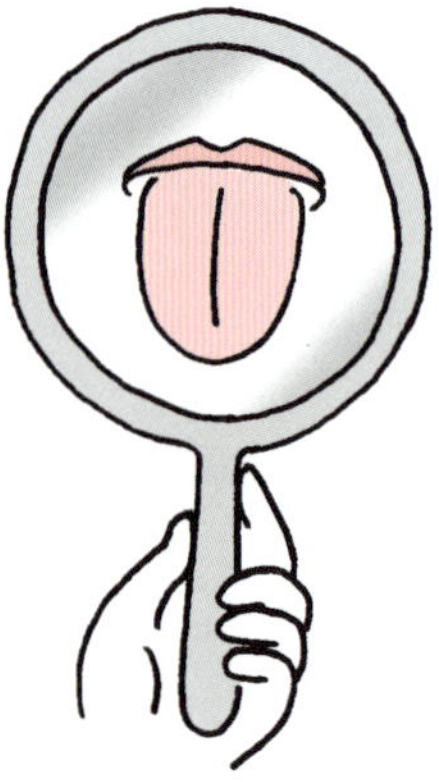

中医学の用語でいうと「舌診」。脈拍の様子を見る「脈診」や顔の状態をチェックする「望診」などと並んで、重要な診断方法の1つです。

どうして胃の状態をチェックするのに舌を見るのか、と不思議に思われるかもしれません。

そもそも**舌と内臓は、経絡（69ページ）によって、直接的にも、間接的にも深く関連しています。そのため、舌の表面の「見た目」に、内臓の状態が即座に映し出されるのです。**

具体的にいうと、舌の「色」「形」「厚さ」などをチェックすることで、内臓の様子が手に取るようにわかります。

つまり**舌とは〝リアルタイムで内臓の様子を映してくれる鏡〟**といえます。

「胃」の状態は「舌の見た目」が教えてくれる

私がとくに舌診をおすすめするのは、ほかでもない、「舌」の状態が「胃」の状態と密接につながっているからです。

舌は、胃が食道を通じて直結している器官であるため、その状態が反映されやすく、中でも「胃のむくみ」は、ハッキリと「舌の見た目」に影響を与えます。

その密接度合いは、「舌が白っぽい色をしているときは、胃も同じように白っぽく見える」「舌にブツブツの湿疹ができていると、胃の表面にも同じ症状が現れている」といった判断が下せるほどです。

たとえば「1日2ℓの水を飲んで処理ができず、胃がむくんでいる人」と、「1日500mℓ未満の適量の水しか飲まず、胃のむくみがない人」とでは、「舌の見た目」がまったく異なります。

しかも、その状態は刻々と変化します。

舌を見て「胃のむくみ」に気づいたら、生活習慣を改善して、むくみを撃退するのは十分に可能なのです。日々舌を見てさえいれば、その変化に気づけるのですから、こんなに励みになることはないでしょう。

難しく考える必要はまったくありません。

たしかに、より正確に舌診をしようとすれば、その方法はもう少し厳密なものになります。「舌をいくつかのエリアに小分けして、そこに対応する臓器を当てはめ、詳しく診ていく」というような方法も存在します。

けれども**「胃のむくみ」については、基本的に3つのポイントについて確認すればいいだけ。**誰でも、いつでも、どこでも気軽にできます。

「胃のむくみ」を見極める3つのチェックポイント

次のサインのうち、1つでも当てはまるものがあった場合、その人の胃は、むくんでいる可能性が非常に高いといえます。1日に摂る水分の量を減らすなど、早めの対策が必要です。

［胃のむくみを表す3大サイン］

・ぼてっとぶあつい
・表面がビチャビチャ
・歯形ででこぼこ

1つずつ詳しく見てみましょう。

・「ぼてっとぶあつい」

舌が肉厚で、全体的に丸みを帯びて盛り上がったように見えます。舌の水分、熱、気が多いためぶあつくなった状態です。気力に満ちた状態のため、人からは「元気そうに見える」かもしれませんが、胃のむくみが懸念されます。

・「表面がビチャビチャ」

舌の表面が潤いに満ち、ツヤツヤしたように見えます。胃のむくみだけにとどまらず、胃酸の分泌量が増えた結果、全身にむくみが広がっている可能性もあります。

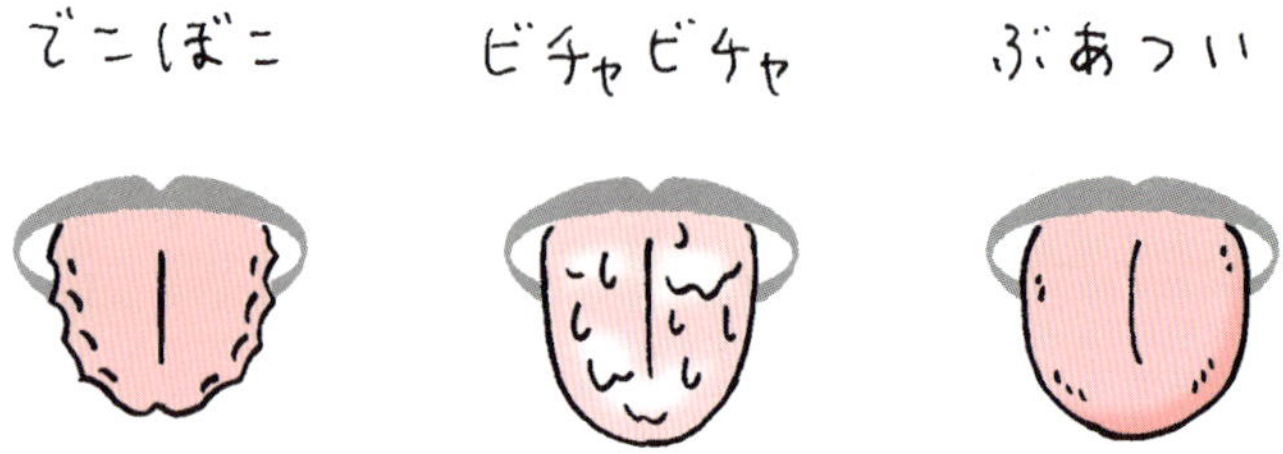

・「歯形でこぼこ」

舌がふくらんだせいで、歯に当たり、舌の周囲に歯形がついて波打つように見えます。胃がむくんで、体全体が虚弱になった状態です。

◉その異変は「病気になる前」に起こっている

いざ自分の舌を観察してみると……中には、明らかな異常に気づく人もいるかもしれません。

たとえば「真っ白い苔《こけ》がびっしりと生えている」「できもの（水疱《すいほう》など）がある」「出血している」「紫色である」などです。

そのような場合は、私のこれまでの経験上、すでに舌以外の部分ではっきりとした自覚症状が出ていたり、医師にかかって治療中であったりするケースが大半です。したがって、簡易的なチェック方法である舌の観察だけを頼りにせず、かかりつけの病院などの方針に沿って治療を受けてください。

「舌のチェック」を意識してほしいのは、病気までにはいたっていない「未病」の人。

つまり「自分は一応健康だ」ととらえていたり、「なんとなく調子が悪いところがある」と感じていたりするレベルの人です。

そんな人こそ、病気のタネである「胃のむくみ」を抱えていることに気づいていない場合が多いのです。

こまめに舌の状態をチェックし、「3大サイン」のうち1つでも当てはまるようであれば、胃の水分を減らす心がけをしてみてください。

今日から「胃の水分を減らす」ためにできる3つのこと

ひと口に「胃の水分を減らす」と言っても、いままで意識したことがなければ、なかなかイメージするのも難しいでしょう。

具体的には次章からご紹介していきますが、実際のアプローチとして、大きく次の3つの方針が挙げられます。

❶ 水分を摂る量を控えること

❷ 胃の水分を減らす食事を摂ること

❸ 水蒸気にして発散すること

❶ 水分を摂る量を控えること

これはもっとも直接的な手段なので、容易に想像がつくでしょう。いま「1日に飲んでいる量」をまず把握し、減らせばいいのですから、その理屈はシンプルです。

もっとも、水の「適量」は年齢や体質、職業、運動習慣の有無などによって千差万別。数値では表しにくいので、舌の状態（100ページ）を1つの指標とすることをおすすめします。

❷ 胃の水分を減らす食事を摂ること

たとえば食材の中には、まるでスポンジのように水分を吸収する性質をもつものが存在します。代表的なものでいうと「焼きナス」です（「揚げ浸し」のナスではなく、あくまでカラカラに焼いただけのもの）。

もちろん「3度の食事のすべてを、焼きナスだけ」というわけにはいきません。いつものメニューに「水分を吸ってくれるもの」を1品加え、最初に胃に届けておくだけでも、大きな「吸水効果」が期待できます。

詳しい食材については、次の第3章でご紹介していきます（140ページ）。

❸ 水蒸気にして発散すること

これは胃の中の水分を、運動などによって熱を起こしたり、刺激を加えたりすることによって水蒸気に形を変え、体外へうまく排出することを指します。

「むくみ」という体の各所にたまった液体よりも「水蒸気」という気体になったほうが、外に出ていきやすいもの。そのような性質を最大限に生かすわけです。

水蒸気が体外に発散されるときは、再び液体の形になることがほとんどです。たとえば、汗や鼻水、涙、痰などです。

むくみを水蒸気に変換させる方法についても、あとで詳しく見ていきます。ここではまず「意識的に行動しない限り、むくみがひとりでに水蒸気に変わり、体外へ出ていくことはない」という点を頭に留めておいてください。

毎朝「鏡を見る」習慣が病気を遠ざける

「胃がむくんでいるかどうか」をこまめにチェックするクセがついていたら――その

ときどきの自分が「水分摂りすぎ」であるかどうかがわかり、生活習慣を即座に見直すことができます。

その結果、これから心身に起こるかもしれないトラブルを予測し、それをうまく避けられるようにもなるでしょう。ぜひ、毎朝自分の舌を観察することを習慣にしてみてください。

おすすめのタイミングは「毎朝起きてすぐ、食事を摂る前」。このタイミングで必ず一度は「鏡を見る」と決めて、習慣にしてしまうのです。

とくに女性の場合、起床直後に「その日のお肌の調子」をチェックする人は多いはずです。シワやしみ、たるみなどに敏感になるのと同様に、舌に表れる胃のむくみの度合いについても、関心をもってほしいと思います。

●家族の健康を気遣うなら「舌チェック」が有効

また、慣れてきたら、周囲の人の舌にも目を向けてみるのもいいでしょう。一緒に暮らしている人や大事な家族、身近な人……頼めるような間柄であれば「舌を見せて」とお願いしてみましょう。

たとえば、お子さんやご両親の舌を毎朝継続的にチェックすることで、大きな問題を未然に防ぐことができます。

同年代の人の舌を見せてもらい、比較をするのもおすすめです。自分の舌だけではわからなかった気づきが得られるはずです。

以前、私を取材してくれた記者の方で、40代女性のKさんのこんなエピソードがあります。

取材が白熱したせいか、Kさんは取材の間、出されたお茶に一切口をつけませんでした。その長さは約2時間にもなります。

ところがどうでしょう、取材終了後に舌を見せてもらったところ、Kさんの舌はツヤツヤ。十分すぎる水分を含んでいたのです。

長時間水分を摂らなくても舌の「表面がビチャビチャ」である場合、胃がむくみ傾向にあるのは明らかでした。

実際、Kさんは「ダイエット目的の糖質制限食でおなかがすくので、かわりに飲み物をよく摂っている」と明かしてくれました。そこで彼女には、水を摂りすぎない正しい食事についても助言をさせてもらいました。

ダイエット中の人は、気を使うあまり、ついこうしたアンバランスな食事を実践してしまいがちです。せっかくの努力が裏目に出ないよう、ぜひ「いまの自分の状態」に注意を向けながら、取り組んでみてください。

「こうならない」限りは水を摂らなくてOK

「水分を摂る量を控える」心がけをすすめると、よく質問されるのが「**どの程度までだったら、控えて大丈夫ですか？**」ということです。

たしかに、夏の暑い時期などは脱水症状を心配される方も多くいるでしょう。

結論から言うと、次の項目が1つでも当てはまるときは、舌が乾燥状態になっているといえます。すなわち「水分を摂る量を控える」のをやめ、「すすんで水分を摂ったほうがいい」状態です。

裏を返せば、**次の項目のいずれかが当てはまらない限りは、積極的に水分を摂る必要はありません。**これも、実際に鏡を見てセルフチェックをしてみてください。

［舌に表れる「水を摂ったほうがいい」サイン］

A：白い苔がまだらにところどころ見える場合
B：表面がひび割れて見える場合（水が足りなくてひび割れているパン生地のようになっている）
C：指で触っても、水がつかない場合
D：指で触っても、乾いた手のひらと同じようなザラザラとした感触の場合

このお話をすると、たいていこんな反応が返ってき

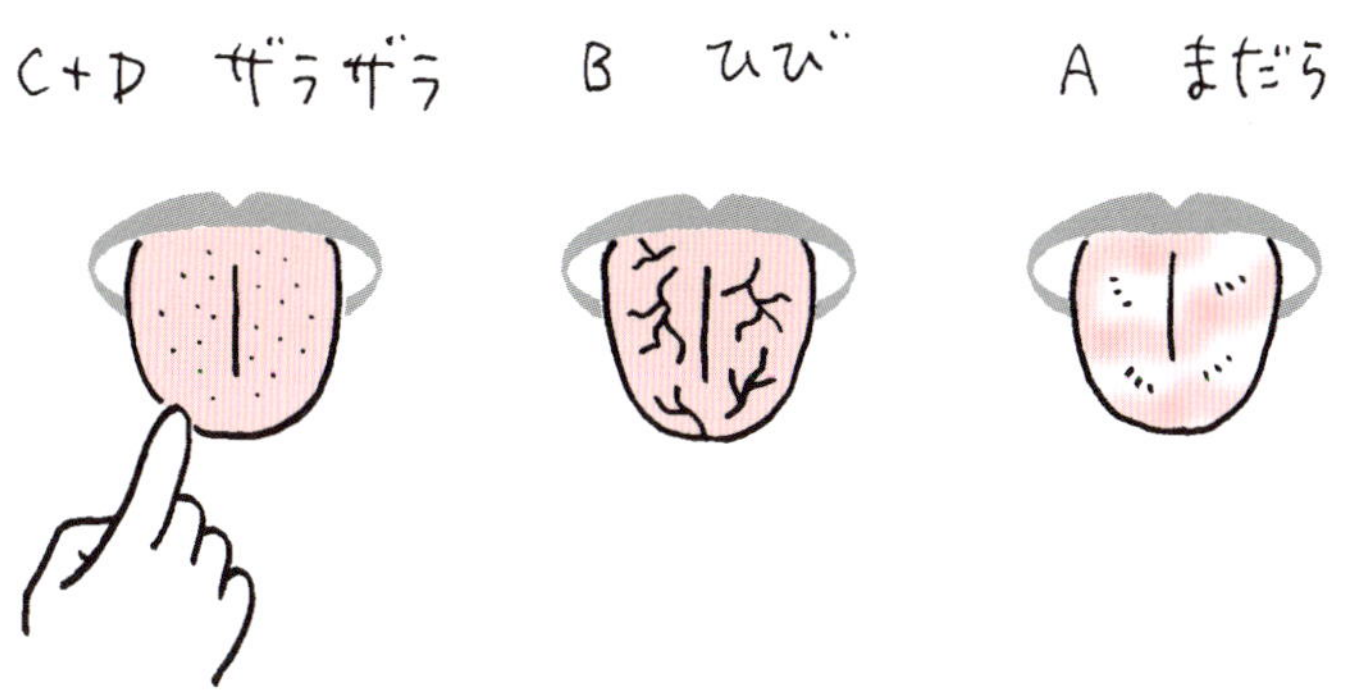

ます。

「ここまで水を飲むことを我慢して、大丈夫でしょうか？」

「水を減らしすぎることで、不都合やトラブルは起きませんか？」

心配はご無用。なぜならどんな人でも（自分で自分の行動をコントロールできる大人であれば）、本当に体に必要なときには、自然に必要なだけの水を飲むものだからです。

たとえどんなに強い意志で「水を減らす」と決めていたとしても「これだけ汗をかいたのだから、少しくらい水を飲んでもいいだろう」などと自分で「例外」を設け、本能的に体を守るようになっています。

環境に制限されていない限り、気を失ったり、倒れたりするまで、禁欲的に我慢を続ける人は、まずいないはずです。

また、**人は「飲む」以外でも水分を摂っており、どんな人でも体内に「水分の備蓄」があります。体はそう簡単に、カラカラにはなりません。**

さらに言うと……。水を飲むことを断っていても、無意識のうちに食品から水分を補給していることも多いものです。**つまりはそのくらい、現代の生活環境には「水分の過剰摂取」になりやすい条件がそろっている**ともいえます。

あえて極端な言い方をすれば、仮に不調を引き起こすほど体内に水がたまっていた場合、「ここまで水を飲むことを我慢して大丈夫かな？」と疑問をもつくらいまで摂取を控えて、はじめて状態が改善するのです。

第3章

今日からすぐ始められる「胃のむくみ」予防習慣

この章では、胃のむくみを防ぐための習慣を**「飲み方」「食べ方」「運動」**という大きく3つのカテゴリーに分けて、ご紹介します。

いずれも**日常的に実践できる方法ばかり**です。身近に取り入れやすそうに感じるものから試してみてください。

「胃のむくみ」を防ぐ 飲み方

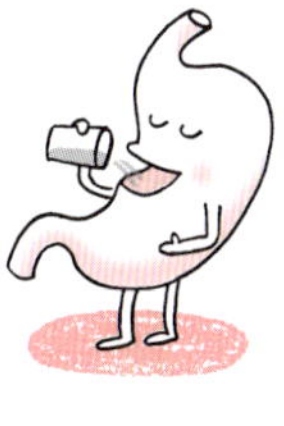

「胃のむくみ」を防ぐ習慣の1つめ。「飲み方」の原則はとても簡単です。

ひと言でいうと**「胃の中に水をためすぎない」**。

この状態を無意識にキープできるようになるために、どのように考え、行動すればいいのか――その大小さまざまなコツをお伝えします。

中医学では、胃の中に水がたまることを「飲」と呼びます。「飲」とは西洋医学的にいうと「胃もたれ」とほぼ同じ意味です。

「溜飲《りゅういん》を下げる」という慣用句に出てくる「溜飲」という言葉は、まさに「飲」が「たまった」状態のこと。ですから「溜飲を下げる」とは、胃もたれのような不快な症状がスッキリ解消すること。つまり、「心の中でモヤモヤとしていたものがスッとする」という意味になります。つねに「溜飲が下がっているコンディション」を、保ち続けたいものです。

胃の中に水をためすぎないためには、「自分の処理できる量以上」に飲まないことです。

しかし残念ながら、私たちの体には、それを知らせてくれるアラート（警報）装置のようなものはついていません。「これ以上飲んではまずい」と、自己判断する必要があるのです。

多くの人は、その基準を自分の個人的な経験則に頼っています。

学校でその基準を教えてくれるわけでもありませんし、特別な検査をする前や、病気のときでもない限り、水の摂取量なんて気にする機会はありません。

心身のコンディションを左右する大きな要素であるにもかかわらず、私たちは「自分の処理できる水の量」について、あまりに無頓着のままきてしまったのです。

まずはそんな問題意識を、共有しておきたいと思います。

シンプルに「飲む量」を減らしてみる

最初はシンプルに「1日に飲む水の総量」を減らしてみましょう。

いったいどれくらいの量を、自分は1日に飲んでいるのか。ペットボトル入りの水を利用するなどして把握するところから始めてもいいでしょう。

このお話をすると、たいてい次のようなコメントをいただきます。

「じゃあ理想的な量を、数値で具体的に教えてください」

いままで何度も全国各地で講演を行い、各種メディアの方から取材を受けてきましたが、「水分摂りすぎ」の話になると、皆さん異口同音に「お手本の数値」を要求されるのです。

真面目で熱心な姿勢は素晴らしいのですが、そもそも「お手本が存在する」と考えてしまうところに根本的な問題があるかもしれません。

◉「お手本」を目標にしてはいけない

自然界に「これが唯一正しい」という基準が存在しないのと同じように、**水の摂取量に明確な「お手本」はありません。あなたには、あなただけの水の摂取量の適量が存在します。**性別も、年代も、体質も、職業も、ライフスタイルも、皆まちまちだからです。

そして、そんな差異を飛び越えて、むくみの程度を正確に判断できる基準としてお伝えしたのが、第2章でご紹介した**「舌のセルフチェック」**です。

舌の状態を確かめた結果、胃のむくみの度合いが大きい人は、まず自分自身の体と向き合い、状態が改善したり、解消したりする様子を観察しながら「飲む量」を調節していけばいいのです。

もちろん、胃のむくみの傾向がみられなければ、現在の生活習慣をそのまま保っていてかまいません。

日本で暮らしていると、どうしても「お手本」「標準的なもの」を目指そうという〝優等生的〟な思考が働いてしまいがちです。

けれども「自分ありき」でいいのです。誰かと比べたくなったら、過去の自分と比べる。つまり**「自分比」**で物事を考える。

飲む量を減らそうとする場合「いつもよりひと口減らす」「1杯、控えてみる」というように、「自分比」を目安に考えることをおすすめします。

「濡らす」のはOK、「水たまりをつくる」のはNG

水をがぶ飲みしそうになったら、こんなイメージを思い浮かべてみてください。

「長雨のあとに水をやっても、水たまりができるばかりで水はけが悪い畑」

これは、以前記録的な豪雨に見舞われた直後、私の自宅の菜園で実際に目にした光景です。

収穫期を前にして、野菜は最後まで育ちきるだろうかと心配になったものです。

また「水たまり」のようになったわが畑を見て、「こんなふうに胃をビチャビチャにしてしまっている人も多いのでは……」と想像せずにはいられませんでした。

畑は土壌全体に水分が行き渡ると、飽和して、それ以上に水をやっても浸透しなくなります。湿った土の上にさらに水たまりができるようなイメージです。

もちろん、このような状態は農作物にとっては非常に危険な状態で、あっという間に根腐れなどのトラブルを起こしてしまいます。

興味深いのは、豪雨後すでに数日経っているのに「畑の水分飽和」の状態が続いていたこと。人の手では、もうどうしようもありません。

「胃の水分飽和」についても同じようなことがいえます。

胃がいったん飽和してしまったら——新たに水分を摂ることは、無意味を通りこして害悪ですらあります。

もちろん、喉は「胃のむくみ」とは無関係に渇くので、摂取量をゼロにすることはできません。けれども、本来は最低限でいいのです。

そもそも胃がむくんでいると、鼻水やくしゃみ、アレルギー症状など不快な症状が、同時多発的に起こります。それらは「水分はもういらない」という体からのメッセージにほかなりません。

飲む量を減らし、胃の水たまりを解消しさえすれば、症状は出ないのです。
ところが、自分の意思で水を飲みすぎたがために、トラブルが起こり、それを治療するために貴重な時間やお金を無駄遣いしている……。そんなマッチポンプのような状態に、まず自分で気づく必要があります。

その「うっかり飲み」、ちょっと待った！

誰にとっても「あるある！」とひざを打ちたくなる日常の「うっかり飲み」について、検証していきましょう。

「うっかり飲み」のトップバッターは、**「寝起きの1杯」**です。
朝起きて、グラス1杯の水を飲むことを習慣にしている人は、珍しくありません。
しかし、その意味について理解できているかどうかは疑わしいところです。
「寝起きの1杯」の意味を突き詰めて考えると、その量は少しでいいはずです。ところが「1杯」の名前のとおり、グラスがすっかり空になるまで一気に飲み干そうとする人が意外とたくさんいます。

「寝起きの1杯」のおもな役割は、睡眠中に乾いた喉や口内を潤すこと。

喉や口内といった粘膜の部分が乾きすぎると、空気中の細菌などが体内に入ったり繁殖したりして、トラブルを起こしやすくなるからです。

だから本来は、**「潤いを与える程度」で十分。**

中には「寝起きの1杯で内臓に刺激を与えて、目覚めを促す」というような説を見聞きすることもありますが、グラス1杯はどう考えても飲みすぎです。

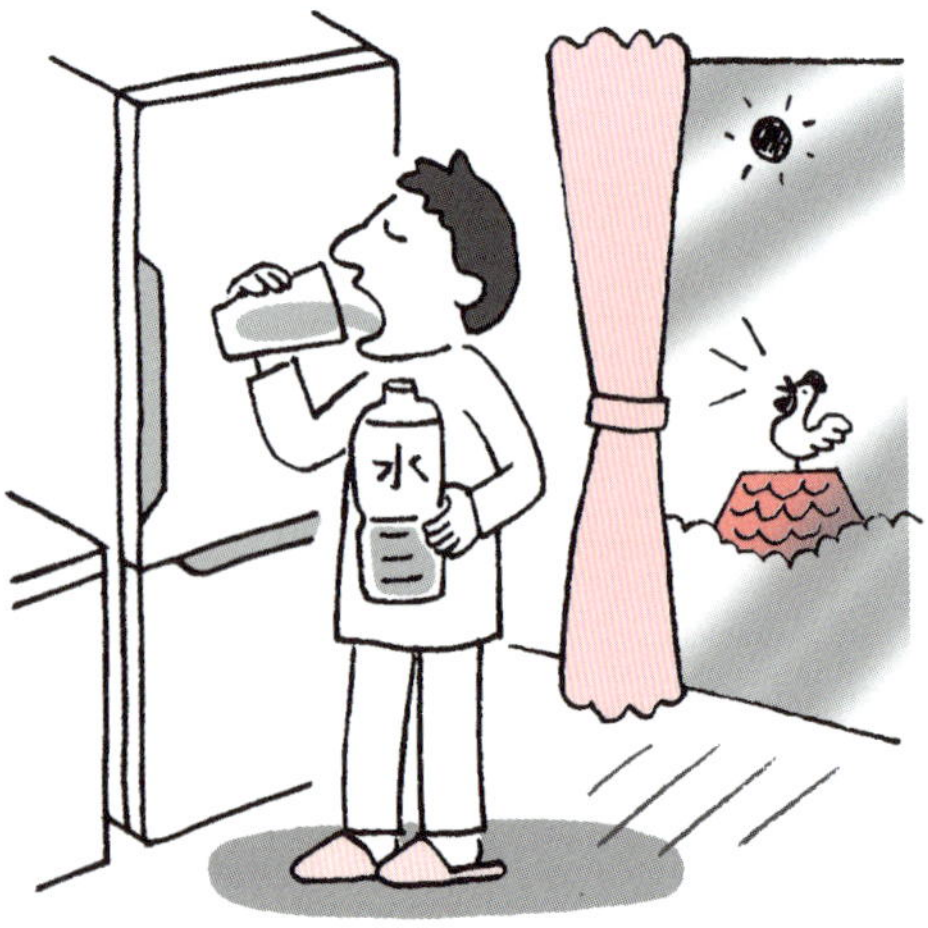

「うっかり飲み」の二番手は、**「仕事中のダラダラ飲み」**です。

空調の効いた快適なオフィスで、ほとんど汗もかかず、デスクワークをしている。そんな環境にあるのに、1時間に何度もペットボトル入りの飲料を口に運ぶ。時には1日に数本を消費する。もしかすると、それがビジネスパーソンの典型的なワークスタイルかもしれません。

「ランチのあとには、午後もやる気を持続させるために、お気に入りのカフェから好きなドリンクを調達してくる」

そんな人も多いようです。

周りが皆そんな習慣を続けていると「水分摂りすぎだなんて、気にしたことすらない」というのが本音でしょう。しかし、明らかに1日の

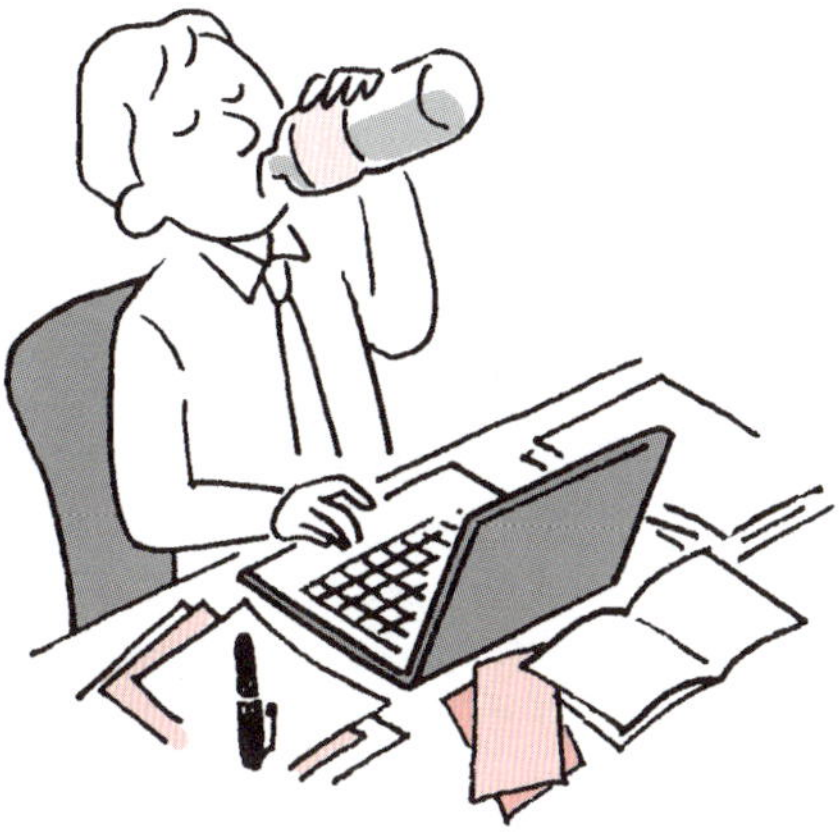

水分摂取量は多すぎる状態です。

また、**ペットボトルでよく飲む人は「最後まで飲みきって捨てる」というクセもあるでしょう。**その心がけはたいへん立派で尊いものですが、「水分の摂りすぎに拍車をかけている」ともいえます。

「うっかり飲み」の三番手は、もっとも危ない**「食事中のがぶ飲み」**です。

水が胃に流れ込むと、当然胃酸が薄くなり、消化の力がとたんに落ちてしまいます。ですから「食べながら同時進行でこまめに水を飲む」という食事の仕方は、言語道断です。

また、「咀嚼《そしゃく》」をする代わりに、水を飲む勢いで食べ物を流し込もうとする人を時折見かけ

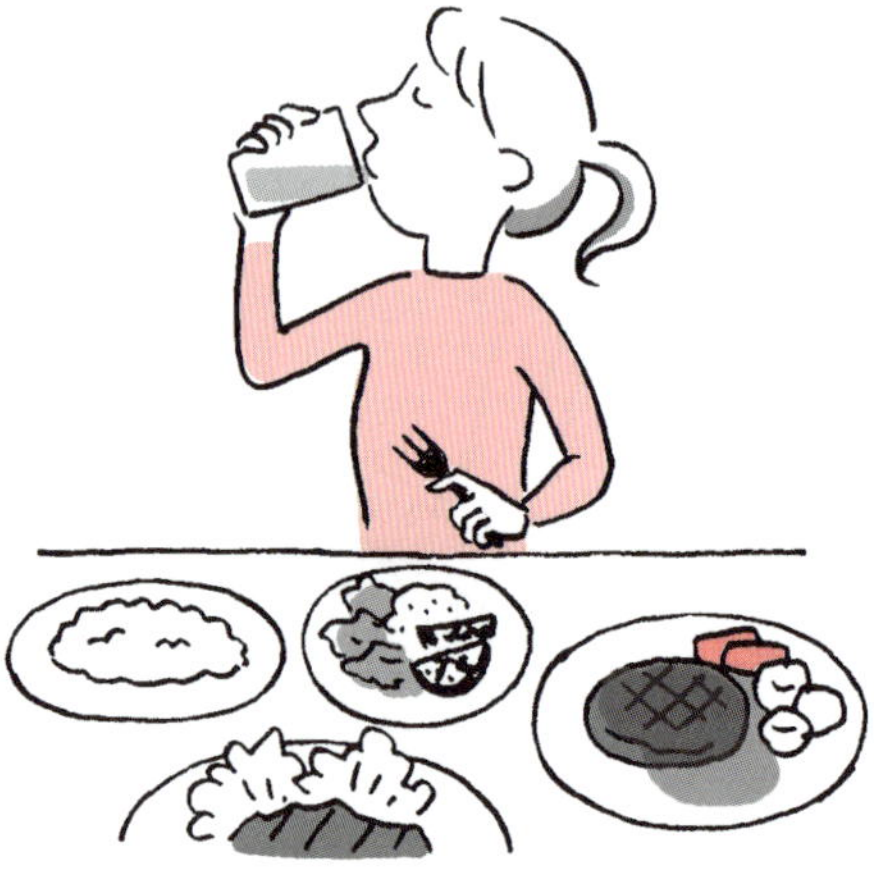

ます。本人は意識をしていないかもしれませんが、それでは消化不良を招くだけ。噛《か》まないということは、胃の仕事を自動的に増やしてしまうわけですから、胃にとっては大迷惑な話です。

外食時に、グラス1杯の水がテーブルに置かれたら「マナーとして飲みきらなくては」と感じてしまうかもしれません。けれども体のことを第一に考えるなら、飲み干してよいことは1つもありません。

運動直後は「飲む」より先に「冷やす」のが正解

運動の直後には「浴びるように」という形容がぴったりなほど、水を飲む人がいます(通常「浴びるように」という言葉は、お酒を飲むときに使われるものですが……)。いまとなってはお恥ずかしい話ですが、かくいう私も学生時代は、運動直後にスポーツドリンクの「2ℓボトル」を一気飲みしていました。

つまり、人は欲求のおもむくままに過ごしていると、たとえ2ℓであろうが大量の水分を軽々と飲んでしまう生き物なのです。

もちろん、私が「運動直後の水のがぶ飲み」にハマっていたのは、約20年も前の話。週に数回はしていたものの、おそらく若さゆえのエネルギーに助けられ、トラブルに襲われたことはありませんでした。


年齢を重ね、中医学を修得したいまでは心を入れ替え、まったく違う方法で運動直後の「渇き」をうまく癒《いや》すことができています。それは**「飲む」より先に「体を冷やす」**という方法です。


多くの人におすすめできる、安全で確実なメソッドです。

運動をした直後は、先にシャワーを浴び、体のほてりを減らします。

季節や気温にもよりますが、水温は「冷たい」と感じる程度が理想的です。

それからワクワクしながら体重を量ります。すると、運動前にも計量を済ませているため、「運動によってかけた汗」の純正な量がわかるのです。

水を飲むのは、これらの「シャワー」「計量」という一連のプロセスを終えてからです。

この順序で水を飲むと、不思議なことに水分の摂取量をうんと少なく抑えることができます。

体が運動によって熱を生み、熱くなると、本能的に「クールダウンをしなければ」と水を欲するようになります（その証拠に、運動後に熱い飲み物がほしくなる人はいません）。

外部からある程度冷やされると、体はクールダウンの必要性をそれほど感じなくなり、そこには純粋な「喉の渇き」だけが残るというわけです。

運動直後にシャワーを浴びることができる環境にあるなら、この方法をぜひ試してみてください。

「飲みたい欲」を一瞬で鎮めるコツ

「水や清涼飲料水が入ったペットボトルを、つねに持ち歩く」

あなたの周りにも、そんな〝用意のいい人〟はいませんか。

水を常時携帯する人は「もし喉が渇いたとき、水がすぐ手に入らなかったら困る」という「先見の明がある人」です。

けれども皮肉なことに、そんな美点がかえって「胃のむくみ」を助長しかねません。水を携帯していると、よほど意識していない限り「水分摂りすぎ」を招いてしまうからです。

これからご紹介する「飲み方のコツ」をマスターすれば**「不要な水の持ち歩き」から解放され、胃のむくみをより効率よく防げる**ようになります。

この飲み方は、たとえ長時間水を入手できないときでも、喉の渇きを鎮めてくれる優れたメソッドです。起源をたどれば「世界各国の軍隊や日本の自衛隊で伝承されてきたもの」という説もあるほど、効果は折り紙つきです。

とはいえ、メソッドの中身は驚くほど簡単。特殊な能力や技能もまったく必要ありません。

なぜなら**「舌の下に水をためる」**、ただそれだけなのですから。

[「飲みたい欲」を一瞬で鎮める飲み方]

①水（もしくはお茶など）を少量だけ口に含み、口の底（下顎底《かがくてい》／下の歯列の内側の部分）と、舌の裏側の空間にためる（飲み下さない）。

②①の状態で、できるだけ長い間ためる。その間、下の歯列の裏に水を浸透させて潤わせる様子をイメージする。

POINT 水を舌の表側に流し込み、奥のほうまで移してしまうと、反射的に水を飲み込もうとしてしまうので、まず舌の裏側に「入れる」よう意識する。

このメソッドには**応用編**もあります。**水がない場合に、代わりに「唾液」を、①②の順番で口の中にためる**のです。不思議と長時間、喉が渇かなくなります。

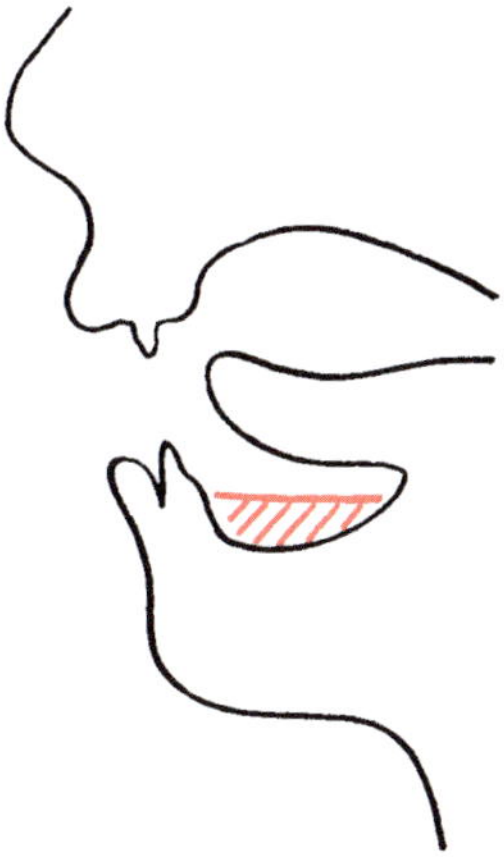

「胃のむくみを防ぐ」おすすめ飲み物トップ5

あなたは、毎日どのような飲み物を飲んでいますか？　日常的に摂る水分の種類はとても重要です。

ここまで「水」「水分」という言葉でお話を進めてきましたが……それはあくまで便宜上の話。**じつは「胃のむくみ」の対策を考えた場合、いわゆる「水」がもっともおすすめできません。**どんなに有名なブランドのミネラルウォーターやウォーターサーバーの水、高価な名水であっても、です。

その理由は「水では喉の渇きが止まりにくいから」。

水は浸透性が強すぎて、体内にさらっと入ってしまい、それゆえに喉の渇いた感じが収まらないのです。

そこで「少し味がついている飲み物」や「飲みごたえのあるもの」を私は推奨しています。味や飲みごたえがあることで満足感を覚え、つられて喉の渇きも収まるから

です。

とはいえ、糖分や塩分が加えられた清涼飲料水は、おすすめできません。たとえ3度の食事が健康的であったとしても、清涼飲料水の常飲が血糖値や血圧に大きな影響を与えることがあります。私自身も学生時代、甘みの強いスポーツドリンクの常飲で、一時的に高血圧になったことがありました。

「熱中症の予防・対策」という大義名分で、清涼飲料水を常飲する人は多いものです。しかし、その「味つけ」の程度については気を配る必要があります。

本書でいうところの「少し味がついている飲み物」とは、あくまで素材がもつナチュラルな甘味のことを指します。

また飲み物をチョイスするときは、温度について考えることも必要です。

冷たい飲み物は、喉の感覚を麻痺させます。夏場はとくにそうですが、冷たい液体が通るだけで、喉は「気持ちよい」と感じてしまうのです。

したがって、**避けたい飲み物の最たる例が「冷たい水」です。喉が気持ちよくて飲**

みすぎてしまう割に、喉の渇きが収まらない。常飲すると、胃のむくみ傾向は進むばかりです。

では、いったい何を飲むのが〝正解〟なのか。具体的に見ていきましょう。

★★★

おすすめしたい飲み物トップ5は、1「コーヒー」、2「黒豆茶」、3「タンポポコーヒー」、4「トウモロコシのひげ茶」、5「ドクダミ茶」です。

1 コーヒー

コーヒーには「水をしみ出させる働き」があります。付着して組織の中の水を絞り、しみ出させるという珍しい効能です。

また「水を下げる働き」もあります。頭部にたまった湿熱をコーヒーが下げてくれるため、モヤモヤが収まったり頭痛が改善したり、頭の不調が一気に解決するという

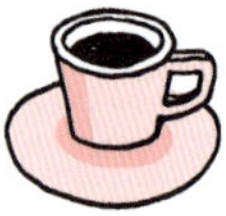

わけです（78ページ）。考えごとをするときなどには、最高のパートナーです。

ただし炭火で焙煎《ばいせん》したコーヒーやエスプレッソなど、苦味が強いものは要注意。瀉《しゃ》下《げ》作用（「水をしみ出させる働き」と「水を下げる働き」）が強すぎるため、舌がギュッと絞られるようになって水がなくなり、喉の渇きが増すことがあります。

2 黒豆茶

黒豆は「色つき豆」（146ページ）の一種。そのため、黒豆からできた黒豆茶は、利尿作用に富んでいます。乾燥豆や炒り黒豆の状態で入手し、そこから煮出せば「手づくり黒豆茶」の完成です。手軽なティーバッグタイプの製品も出回っています。

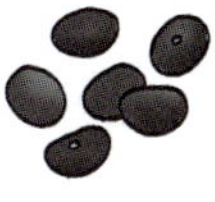

3 タンポポコーヒー

タンポポは、水分の乏しい土壌でも、水分を探し出して生き抜くたくましい植物です。「水を探すのが大好き」という性質をもっています。そのため「タンポポコーヒー」という形で体内に摂り込むと、体の余計な水分を探し出し、〝吸い出して〟捨ててくれるのです。

ティーバッグタイプの製品もありますが、手づくりもできます。自生しているタンポポの根を洗い、カラカラになるまで乾燥させてから煎じます（衛生上、ペットが立ち入らないエリアでの採取をおすすめします）。

4 トウモロコシのひげ茶

トウモロコシのひげは、水を集めて「トウモロコシの粒1つひとつに、均一に水分を運ぶ」という働きをしています。どんなに暑い夏場でも、です。

したがって「トウモロコシのひげ茶」には、体内の水を集めて排出する効能が認められています。ペットボトル入りの飲料としても市販されています。

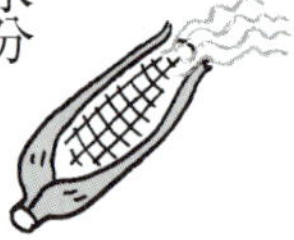

5 ドクダミ茶

その名のとおり、ドクダミの毒性は強力です。体に入っても吸収されにくく、むしろ〝下しやすくする〟性質をもっています。その毒性の力をうまく借りて、体のむくみを解消することができます。イメージでいうと、腸の中の宿便を押し出すような感じで、体内の水分を外に出してくれます。

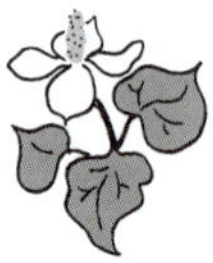

ただし飲みすぎると、栄養分を吸収する働きが阻害され、体が衰弱してしまいます。あくまで飲みすぎないことが前提です。

飲む代わりにできる「裏ワザ」――トマトを食べる

喉ごしのよさにつられ、ともすればがぶ飲みをしかねない「冷たい水」。代わりに「トマトを食べる」という裏ワザをご紹介しておきましょう。

そもそも、野菜や果物は水分の含有量が非常に多いもの。摂りすぎると、胃のむくみを引き起こしかねません（50ページ）。

ですから、水分を摂る代わりにトマトを食べる場合も、少量で留めることを念頭に置いてください。バクバクと2個も3個も食べてしまっては、本末転倒です。

［食べ方］

① トマト1個を、縦に6分の1程度の大きさに切り分ける。

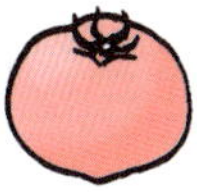

②切り分けたトマトを、口に入れる。
③トマトの種を、奥歯のところまで舌で運ぶ。
④トマトの種の苦さに反応して、唾液が出てくるのを感じる。
⑤唾液を集めて、舌の上で転がす（飲み込んだ後も、喉が渇きにくくなる）。もしくは、口の床（下顎底／下の歯列の内側の部分）と舌の裏側の空間に、唾液をためる。

なぜ、私が数ある野菜・果物の中でも、トマトをとくにおすすめするのか。

その理由は、**食材の〝魂〟**の考え方につながっています。

トマトは「雨季」（水分が潤沢にある時季）に自分の中に水分をため込み、その後の「乾季」（乾燥する時季）に備えるという性質をもっています。

「乾燥する時季に自分以外のものを潤わせて助けるために、私の中に水をためておきます」――そんな健気な魂を宿した野菜が、トマト。だから、人が食べても喉の渇きがピタリと止まるというわけです。


ただし、同じトマトが原料といえども「トマトジュース」を水分代わりにすることはおすすめできません。「100%濃縮果汁還元」と書いてあっても、単に「ジュース」としての甘さとおいしさがあるだけ。「トマトの〝魂〟はほとんど残っていない」と考えたほうがいいでしょう。

「出ていったら入れる」アウトプット・ファーストが基本

水分摂取の原則は「出ていったら入れる」スタンスです。

つまり体内の水分を「尿」「汗」などの経路を使ってうまく外に出す「アウトプット」を済ませてから、新たに水を飲む（「インプット」をする）べきです。

胃はおろか、全身が水分過多で、むくみや湿熱でいっぱい……。そのような「アウトプット不全」の状態で水を飲み、「インプット」を試みたとしても「胃のむくみ」をさらに助長するだけで、デメリットしかありません。

身近な例を挙げてみましょう。

たとえばファミリーレストランなどの「ドリンクバー」で、年配の人が飲み物を何杯もお代わりしているのをよく見かけます。甘そうなジュースやソーダなどから、コーヒー、緑茶にいたるまで……。

「あんなにインプットをし続けて大丈夫だろうか」と、面識がないにもかかわらず心配になってしまいます。

もし、それが10～20代のエネルギーあふれる若い人であれば、そこまで心配はしません。新陳代謝が活発で、汗をよくかいたり、ニキビができたり、水を摂りすぎても「アウトプットする力」が十分に備わっているからです。

ところが30歳を越える頃から「アウトプットする力」は自然と衰え始めます。

運動を習慣化していたり、体をよく動かす仕事に従事していたりすればまだしも、そうした習慣のない人が**若い頃の感覚のまま「インプット」を続けていると、胃はむくみ、体中が水分過多になってしまいます。**

アウトプットが十分できているかどうかを調べるには、第2章でお伝えしたとおり、舌をチェックすることです（１００ページ）。

「米」と「パン」、むくみを予防するならどっちを選ぶ？

また、インプットする際、見た目が「液体」でないものでも水分を多く含んでいることがあるのでご注意ください。

第1章でお伝えした「フルーツ」はもちろん（50ページ）、じつは「ごはん（白米）」も水分を多く含むため、注意したほうがいい食材です。

「米＝水分が多い」と聞くと意外に思われるかもしれません。しかし、米はその見た目からもわかるように、パンと比べてかなり多くの水を吸い、ふくらんだ食材です。

「胃のむくみ」を防ぐという意味では、「ごはん」よりも「パン」を選ぶのがおすすめです（菓子パンや総菜パンは、糖分・塩分過多の心配があるので、プレーンなパンを選びましょう）。

「胃のむくみ」を防ぐ食べ方

胃のむくみを防ぐ「飲み方」は、どちらかというと自分自身に制限をかけるもので、「どうすれば、飲みすぎずに済むか」というベクトルの話が中心でした。

しかし、水を制限するには強靭《きょうじん》な意志が必要です。「飲むのを控えること」は簡単そうでいて、じつはたいへん難しいことだからです。

そこで併せて取り入れたいのが**「胃のむくみ」を防ぐ食べ方**です。

胃のむくみを防ぐ「食べ方」は、どちらかというと「足し算」の考え方。「食材をうまく使って胃の熱や水分を外へ出す」という話になります。

禁欲的に水分を減らすことでストレスがたまりすぎないよう、食生活を楽しみなが

ら改善していけば、挫折やリバウンドなどとは無縁で胃のむくみを解消できます。

ここから、どのような食材でどのような食べ方をすればいいのか、お伝えしていきます。

「胃のむくみ」を防ぐ食べ物の選び方

水を出しやすくする「下剤」的な役割、水を吸ってくれる「吸収剤」的な役割、胃の中をきれいにしてくれる「洗浄剤」的な役割など……、食材はさまざまな優れた効能をもっています。

多くの人にとって、これから登場する食材のエピソードは、初めて耳にする内容が多いかもしれません。中医学の考え方をベースにしているため、ある意味当然のことです。

これをきっかけにぜひ、本場中国で2400年以上にわたり受け継がれてきた考え方についても関心を深めてみてください。さらに詳しく「胃のむくみ」のメカニズムを理解できるはずです。

そもそも、食事をつくるときや、飲食店で注文をするとき、栄養バランスについて考えることはあっても、「胃のむくみを防ぐため」という観点で検討する人は、ほとんどいないはずです。

けれども「胃のむくみ防止」を優先的に考えることができるようになれば、栄養のバランスも自ずと整えられるようになります。

また「胃にやさしい食事」、つまり「消化がしやすい食事」へとシフトしていくため、結果的に肥満や、さまざまな不調を遠ざけられることになります。

次の各ポイントに沿って、おすすめの食べ物をご紹介します。

［食事で「胃のむくみ」を防ぐ3つのポイント］

①水を出しやすくする食べ物
②水を吸ってくれる食べ物
③胃の中に残りにくい食べ物

A 「通り」のいい食べ物
B 消化しやすい食べ物
C 胃の中を掃除してくれる食べ物

①水を出しやすくする食べ物

「胃のむくみ」の解消を目指す場合、食材に対する意識を「田畑で採れた農産物」という無機質なとらえ方ではなく、「田畑で育てられてきた子たち」という感情のこもった目で見つめてみてください。

そして、スーパーマーケットで買い物をするときは、野菜を1つひとつ眺めながら、次のようにイメージします。

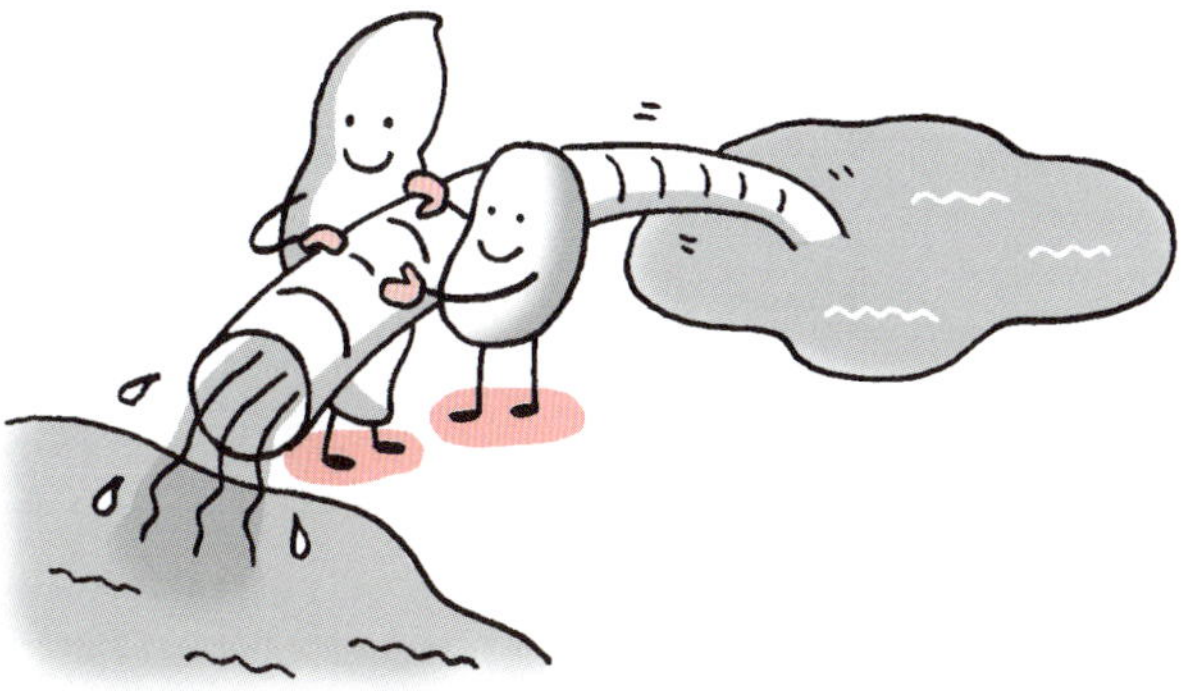

「この子は、胃のむくみに対して、どんな働きをしてくれるだろうか……」

薬膳（中医学理論にもとづき、食材と中国の薬を融合させた料理）では、「食材には魂が宿る」と考えます。その貴重な〝魂〟も一緒にいただくことで、「自分の糧になってもらう」と考えればいいのです。

ここでいう食材の〝魂〟とは、「栄養」という部分的な概念を超えた、よりスケールの大きいエネルギー体を指します。

もちろん、食材の種類ごとにその〝魂〟の願うところは異なります。

いままでどのような境遇（環境）で育ってきたのか。市場に出回るまでの食材の来歴、紡いできた物語に思いを馳《は》せれば、あなたにどのような宝物（効能）を授けてくれるかがわかります。

●1つひとつの食材には与えられた「使命」がある

たとえば「水を出しやすくする使命」を担い、この世に生まれてきた食材があります。それらは、胃にたまった水も、やはり外に出しやすくしてくれます。

あらたまった表現をすると「利尿作用のある食材」という言い方になるかもしれません。この表現は、たしかに1つの側面を正確に言い当ててはいます。

ただ、科学的な描写だけではとらえきれない、食材の〝魂〟の部分についても、忘れないでおいてほしいのです。

日本でも「いただきます」という挨拶が象徴するように、「食材には命が宿っている」という考え方が、古くから受け継がれています。

中国の思想の場合、より一層ロジカルに「〇〇な条件で育ってきたから、『△△してあげよう』という願いをもっている」などと、食材ごとに定義づけを行っています。

このような先人の知恵を、活用しない手はありません。

★★★

水を出しやすくする食べ物として代表的なのは**1**「大根おろし」、**2**「色つき豆」、**3**「ウリ系」です。これらは、胃のむくみを間違いなく遠ざけてくれる〝鉄板食材〟のビッグ3です。1つずつ見ていきましょう。

1 大根おろし

「大根おろし」には、「水分を運ぶ役割」があります。そのため、むくみの解消に効果的です。

胃という〝鍋〟の中に大根おろしが入ったとき、胃全体がみぞれ鍋（雪鍋・雪見鍋）のようになります。そして、沸騰している鍋をクールダウンさせて、胃のむくみも解消に導いてくれる、そんなイメージです。

ただし、「煮た大根」は、生の「大根おろし」と作用がまったく異なります。「水分を運ぶ役割」があるのは、生の大根だけなので要注意です。

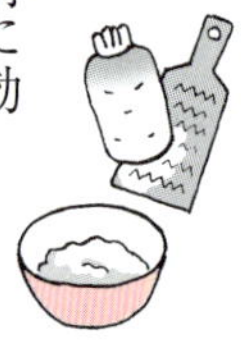

2 色つき豆

「色つき豆」とは、濃い色のついた豆のこと。

本書ではとくに「黒豆」「小豆」「枝豆」「インゲン豆」「サヤエンドウ」「コーヒー（豆）（飲用）」という6種類の豆を指しています。黄色っぽいヒヨコ豆や大豆、パンダ豆などは当てはまりません。これら6種類の豆には、むくみをとる働きがあります。

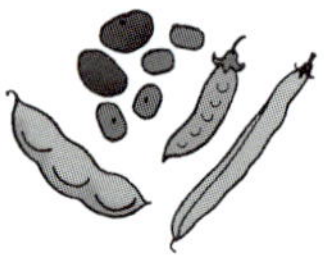

積極的に摂るように心がけてみてください。

3 ウリ系

「ウリ系」とは、キュウリやカボチャ、冬瓜《とうがん》などウリ科の野菜を指します。

「ウリ系」の特徴は、「カリウム」という利尿作用の高い成分が多く含まれていることです。体内から効率よく水分が排出され、相対的に体内の水分が減るため、胃のむくみも解消されます。

「ウリ系」の野菜自体がみずみずしいため「むくみの直接的な原因になるのではないか」と考える人もいるかもしれませんが、心配はご無用です。なぜなら、優れた吸水性も兼ね備えた食材だからです。

たとえばキュウリに味噌をつけて食べようと、輪切りにしたときのことです。

ひと晩で食べきれず、ラップをかけて冷蔵保存し、翌日に取り出してみると、輪切りにされたキュウリが互いにくっついてなかなか離れず、驚いたことがあります。

これは、キュウリ同士が水分を吸い合ったことによるもの。つまりはそれほど、吸水性が高いのです。

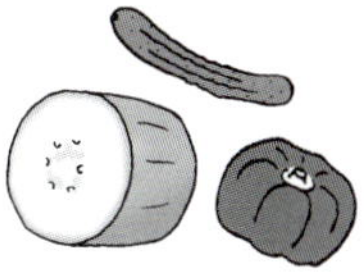

②水を吸ってくれる食べ物

食材の中には、スポンジのような吸水性を誇るものもあります。

もちろん、そうした食材だけを毎日食べ続けることは現実的ではありません。けれども、その日の献立に吸水性の高い食材を使った料理を1皿加えて、食事のひと口めに食べてみてください。

あとから胃にやってくる食材の水分を吸ってくれたり、もともとある「胃のむくみ」を解消してくれたりします。

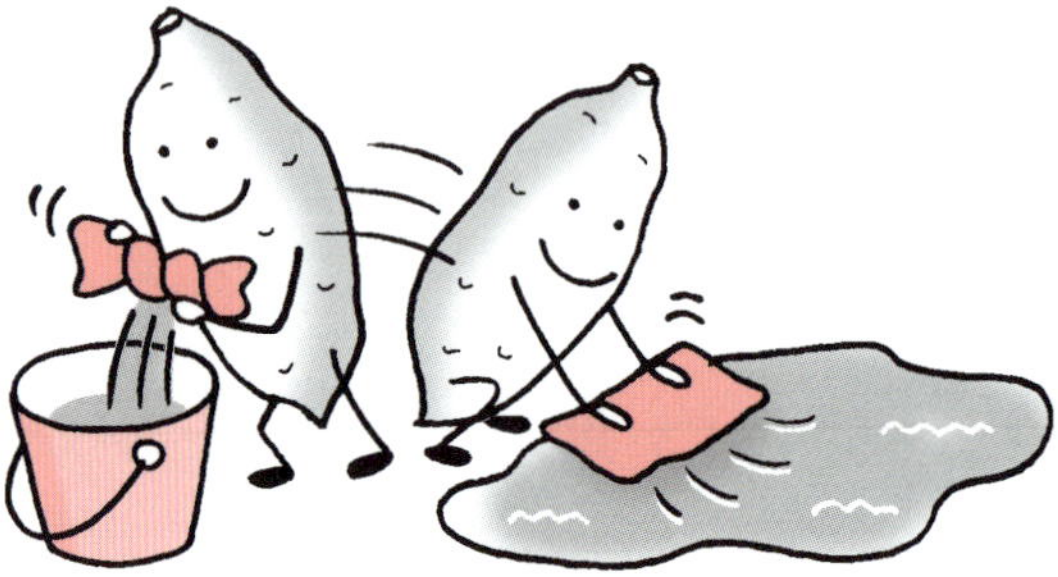

ただしそのとき注意してほしいのが、調理法です。

いくら水を吸う能力が高かったとしても、その素材が「てんぷら」「フライ」などの揚げ物や、炒め物として調理されていたら――すでにたっぷりと油を吸っているわけですから、さらに水分を吸収することは至難のワザ。水を吸う効果は激減します。

「煮浸し」など、煮たり、ゆでたりする調理法についても同様です。生の状態よりも、一層みずみずしさが増すことに。それではむしろ、胃のむくみを助長することになりかねません。味噌汁やスープの具として利用することも、同じ理由でおすすめできません。


味つけにも注意が必要です。

いくらシンプルに調理ができたとしても、濃いめの味つけにすると、あとあと喉が渇き、必要以上の水分を摂ってしまいます。各種調味料、おだしなど、使いすぎないようにしてください。

◉「イメージ」するかしないかで効きめが変わる

最後に大事なポイントをもう1つお伝えしましょう。

食材に、実際に胃の中で「むくみを解消してほしい」と期待するのであれば、調理の際も、口に運ぶ際も、その食材の働きを強く意識してみてください。

「この△△を食べることで、水を吸ってもらえますように」と具体的に念じながら、その様子をできるだけ鮮明にイメージするのです。

そのように頭を使うことで、食事中のがぶ飲みが減ったり、咀嚼の回数が増えたりと、無意識レベルで体が胃を労《いた》わりむくみを解消する方向へとシフトし始めます。

脳は、相反する事柄を同時に受け入れることができません。

たとえば「水を吸ってもらえますように」と思いながら無駄に水を摂っていると、脳が「矛盾」に違和感を覚え、不快になっていきます。

一方で「水を吸ってもらえますように」とイメージし、それと同調するような行為をしたいと願えば「水を減らす」行動をどんどん積極的に取れるようになります。

ですから、「いま、△△に水を吸ってもらっている」と強烈にイメージすることが重要なのです。

★
★
★

水を吸ってくれる食べ物として代表的なのは1「焼きナス」、2「サツマイモ」、3「そば」、4「ハト麦」、5「植物性のこげ」です。1つずつ見ていきましょう。

1 焼きナス

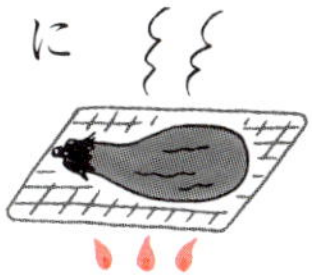

ナスも吸水性の高い食材です。ただし先に挙げた理由から「揚げ物」「炒め物」にしたり「煮浸し」「味噌汁の具」にしたりするのはNGです。せっかくの吸水性が、ほとんど生かされないことになってしまいます。

ナスの最高の調理法は、なんといっても焼きナスです。

想像してみてください。カラッカラになるまで火を通したナスが、胃の中に入ったとき――。みるみる水を吸う様子が浮かんできませんか？

2 サツマイモ

サツマイモの吸水力もピカイチです。キュウリ同様、輪切りにしてしばらく置いておくと、互いにくっつき、なかなか離れません。

調理法については、「吸水性を残せるかどうか」という点を重視してください。なぜなら、吸水能力は高いのですが、吸える水分量はさほど多くありません。これは先ほどのナスについてお伝えしたのと同じ理由です。

したがって、焼きイモにするなど「焼き系」の調理法がベストです。

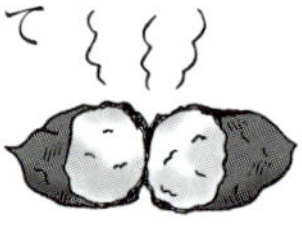

3 そば

荒地や寒冷地でもたくましく育つことで知られている、そば。そんな性質を反映してでしょうか、いったんゆがくと目覚ましい勢いで水分を吸ってくれます。

その特質を最大限に生かすには、だしやめんつゆにつけすぎないスタイルの「ざる」で食べるのが最適。ただし塩分の強いめんつゆは、食後に喉が渇き、余計に水分を摂ってしまう原因になるので、必要以上に飲まないようにしましょう。

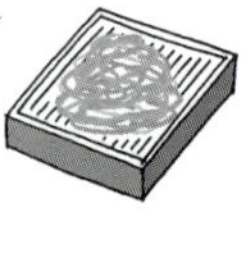

4 ハト麦

「楊貴妃も美容のために食べていた」といわれるハト麦。強い利尿作用で、体内の水分を排出してくれます。現代でも、美肌効果などを願う人たちの間で人気の食材です。自然食品を扱う店や、ネット通販などで手軽に入手できます。

王道の食べ方は「ひと晩水につけて、翌日に米と一緒に炊く」スタイルです。ただ、排出する力や体の熱をとる力が強いため、妊婦さんや妊娠の可能性がある女性にはおすすめしません。

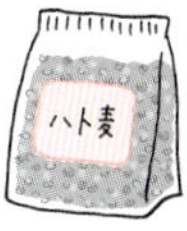

5 植物性のこげ

床下の調湿材としても利用されるほど、高い吸水力で知られる「炭」。さまざまな健康効果に注目が集まり、近年は「食べるタイプの炭」まで市場に出回っています。

そのような商品と同様の働きをしてくれるのが「植物性のこげ」です。

植物性のこげを食べれば、胃をはじめ、体内の水や湿気を吸ってくれます。それだけではありません。優れた吸着力で、体内の不要なものをくっつけ、排出までしてくれます。

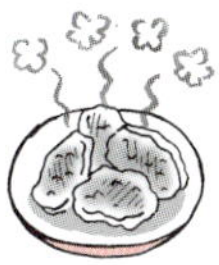

「こげ」というと発がん性を心配する人がいるかもしれません。しかし、発がん性があるのは「動物性のこげ」だけです。

「たんぱく質がこげたもの」である「動物性のこげ」は消化が困難なため、体内にたまったり固まったりしやすくなります。そのため、体内で発がん性物質へと変わりやすいのです。

一方**「植物性のこげ」は、消化や分解がスムーズに進み、すみやかに体外に出ていってくれます。そのため、発がん性の心配はありません。**

「そばアレルギー」はこうして起こる

先ほど水を吸ってくれる食べ物のおすすめに挙げた「そば」の、特別なケースについて触れておきましょう。

そばは、あらゆる食材の中でも吸水性が抜きん出て高いものです。

麺をゆがいたあと、ざるに入れて5分間ほど置いたところ、「気づけば、麺どうしがくっつき合って、1個の塊になってしまった」……そんな経験はありませんか?

なぜ麺どうしがくっつくのかというと、そばの吸水性があまりに高く、「空気中の水分まで吸ってしまった」結果なのです。

もちろん、吸水性はその後も持続し、胃の中に入っても貪欲に水を吸ってくれます。

これは、胃のむくみを解消したい私たちにとって、とてもありがたい性質です。


しかし、注意をしなければいけないことが1つあります。

そばが胃の水だけを急速に吸った結果、少し不都合なことが起こります。

もともとの体質として、胃の「熱」が多めの人の場合、胃という〝鍋〟がグツグツ高温調理をしている最中に、水分だけが抜かれた状態となり、鍋が〝空焚《だ》き〟になってしまうのです。

胃が〝空焚き〟になると、そこから発せられるエネルギー(水蒸気)はどんどん上へ移動します。そして、急性の症状を引き起こすこととなります。

たとえば、喉まで水蒸気が上ってくると、そこでむくみが引き起こされて、呼吸がしにくくなったり、顔に水(むくみ)が多い人の場合、そこに熱が加わるために、パンパンに腫《は》れたりするのです。

もうお気づきの方もいらっしゃるかもしれませんが、これがいわゆる「そばアレルギー」のメカニズムです。「そばアレルギー」と診断されたり、「私の胃は、熱が多い」と判明している人は、そばを控えたほうがいいことになります。

ただし、食べ合わせによっては、鍋の〝空焚き〟は防げます。たとえば、大根おろしは熱を抑えてくれる働きがあるので、「大根おろしそば」にするだけでも発熱の現象は抑えることができます。

言い換えると、そばという食材の吸収力はそれほど強力なのです。このように、食材ごとの体内での作用を知って、うまくつきあうことができれば理想的ですね。

③胃の中に残りにくい食べ物

食事の内容を考えたり、食材を買ったりするときに「胃の中に残りやすいかどうか」でチョイスをする人は、ほとんどいないかもしれません。

しかし、「胃の中に残りにくい食べ物」を選ぶことで、胃への負担を少なくして、消化のエネルギーをほかのことに回すことができます。


あまり注目されない事実ですが、人間の体の命を維持する営みの中で、もっとも負担が大きいのは「消化」だとされています。だから突き詰めると「食べすぎ」よりも「少食」のほうが、体によいことになります。

しかし、それまで普通に好きなものを選び放題、食べ放題で楽しんできた人が、急に「少食のよさ」を説かれても、実践することは至難のワザでしょう。

頭では「食べてばかりでは太る」と自覚していても、過剰なストレスなど、やむにやまれぬ事情から食べすぎてしまう人は、決して珍しくはないからです。


そこで、考え方を少し変えてみてはいかがでしょうか。

「口さみしくて、何か食べないと気が済まない」「いまは食べることしか、気を紛らわせる術《すべ》がない」というとき、市販の高カロリーなスナック菓子やスイーツなどに手をのばすのではなく、これから挙げるような「胃の中に残りにくい食べ物」を中心に選んでみてほしいのです。

具体的にいうと、「胃の中に残りにくい食べ物」は、次の3つのグループに分かれます。

［胃の中に残りにくい食べ物］

A「通り」のいい食べ物
B消化しやすい食べ物
C胃の中を掃除してくれる食べ物

食べ物を変えることで、胃のむくみが解消され、肥満や病気までも遠ざけられることは間違いありません。

また、胃のむくみがなくなることで、頭がスッキリする時間も長くなるわけですから（68ページ）、人生のゆとりが増え、より効率的に過ごせるようになります。

胃の中に残りにくい食べ物――A

「通り」のいい食べ物

食材の「通り」がよいことで得られるメリットは、ズバリ「消化に労力を必要としないこと」です。

体は「消化されていないもの」を吸収する、ということはありえません。そのまま便として体外に排出します。つまり、「食べた！」という満足感をしっかり得ても、胃に負担をかけずに済むのです。また食材によっては、胃に入るだけで熱をとってくれるものもあります。

胃の立場からいえば、「通り」のいい食べ物とは「働かなくていい！」「すぐに出ていってくれた！」「おまけに胃の熱までとってくれた！（水への欲求が減る！）」……そんなありがたい食材なのです。

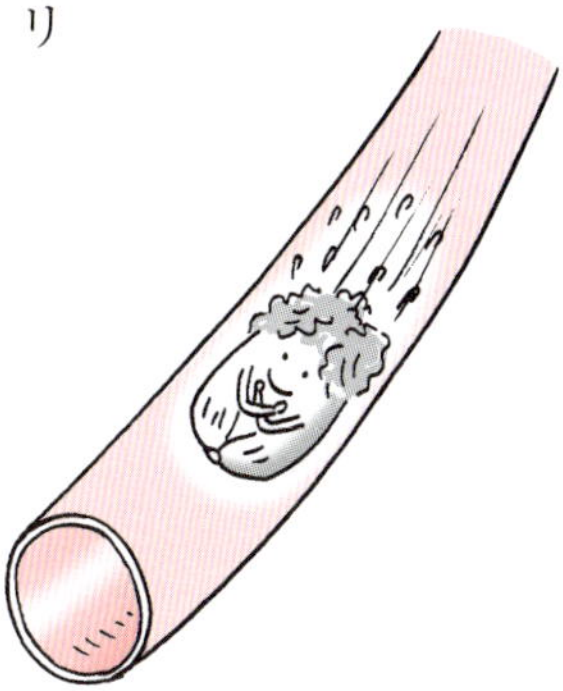

当たり前の話ですが、胃の中に消化しかけの食物が停滞している時間が長ければ長

いほど、「胃のむくみ」のリスクはより一層増していきます。

なぜなら胃に食物がある限り、胃は活動することを余儀なくされ、胃酸を出し続けてしまうからです。「鍋の中に食材がある限り火をつける」、そんな自動点火スイッチのような装置が、胃にはもともと備わっているのです。

厄介なことに、いったん点火された鍋は「食べ物を絶やさないこと」を求め始めます。鍋としては「空焚きになっては困る」という思いがあるからです。

そこで胃は脳に信号を送り、「空焚きにならないよう、食物を送り続けてほしい」と伝えます。

これが「おなかは十分満たされたはずなのに、食欲が発動される原因」です。結果的に、本人が望んではいないのに、半ば自動的に「食べすぎ」が引き起こされることになります。

このような悪循環に陥らないためには、最初の段階で「胃の中に停滞しにくい食材」、つまり「通り」のよい食べ物を選ぶことが第一なのです。

★
★
★

「通り」のいい食べ物の〝ベスト3〟といえば、1糸こんにゃく、2キャベツ、3白菜です。

1 糸こんにゃく

もともと「こんにゃく」は太りにくい性質で知られていますが、「糸こんにゃく」となると、一層太りにくい食材です。もし〝早食い〟のクセがある人がダイエットをしたい場合は、糸こんにゃくをそうめんのようにしてツルツルと食べれば、大きな効果が得られるでしょう。

糸こんにゃくのメリットは2つあります。

1つめは、胃に入ったときに、胃の熱をとってくれること。

2つめは、腸に入っても、吸収されないこと（胃も含め、腸の周りが発熱をしない点が長所です）。

つまり、糸こんにゃくを食べたときに何が起こるかというと、「胃の中の熱だけをとってくれる」。だから、強くおすすめできるのです（普通のブロック状の「こんに

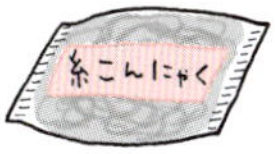

ゃく」の場合、糸こんにゃくのような効果は期待できません）。

2 キャベツ

キャベツは、胃の中の熱を抑えてくれます。ただし、細かく刻んであることが条件です。もっとも理想的な調理法は「千切り」です。次のようなシチュエーションを想像すると、その原理がよくわかるはずです。

「鶏肉」「ニンジン」「キャベツの千切り」を、それぞれ火にかけた鍋に投げ入れて、変化を比べたとします。もっとも熱が下がるのはどれでしょうか。

「鶏肉」の場合、鶏の脂で、鍋はより熱せられてしまいます。「ニンジン」の場合、ニンジン自体に火が通りますが、鍋の熱に変化はありません。ところが「キャベツの千切り」の場合、入れた瞬間に鍋の熱は下がります。

同じ作用が、胃の中でも起こるわけです。

ただし、キャベツの「芯」は消化が困難なので、よく嚙むか、あらかじめ細かく刻むようにしてください。

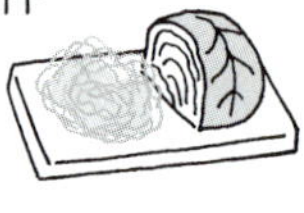

3 白菜

白菜にはユニークな性質があります。お鍋やすき焼きなどで、だしがよく浸み込んで色のついた白菜を見たことはありませんか？　あれは白菜の「スポンジのように吸ったものを、遠くまで運ぶ」という働きによるもの。

だから、体にいいエキスなどを吸わせて摂り込むような調理法を選ぶのが正解です。胃にほとんど負担をかけず、栄養を腸まで確実に届けてくれます。そうすれば、胃をむくませることなく、適正な栄養を摂り込めるのです。

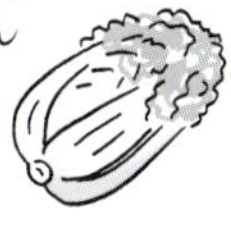

胃の中に残りにくい食べ物——B
消化しやすい食べ物

「消化しやすい食べ物」とは、赤ちゃんのための離乳食や、要介護の方のための流動食などをイメージしてもらうとわかりやすいかもしれません。

食材を細かく切ったり、柔らかく煮たり、ペースト状にしたり……調理の仕方を工

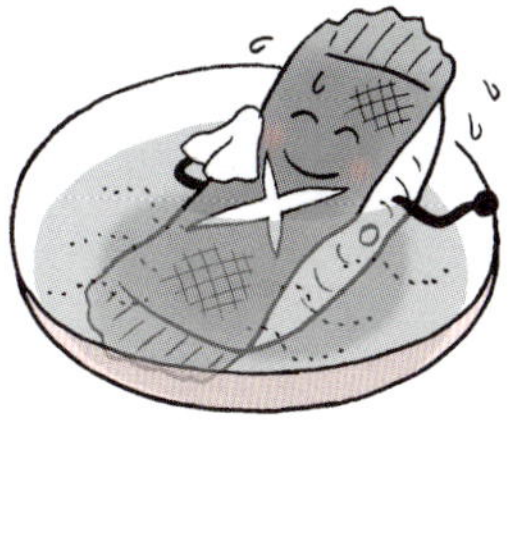

夫することで、胃の負担を格段に減らせます。

たとえ同じ素材であっても、食材の大きさや火の入れ具合を変えるだけで、消化に要する労力はまったく違うからです。


「消化しやすい食べ物」の中には、見た目で判断できるものが多くあります。

たとえば「ポタージュ」は、その代表格です。

ドロドロで「すでに消化をした状態」になっているため、胃が働く必要がほとんどありません。つまり、胃が熱を発生させずに済むのです。

栄養は受け取りながら、胃が発熱現象を起こさずに済むなんて、体からしてみるとこれほど「ラクなこと」はないでしょう。

胃にはどんどんラクをしてもらうことが、「胃のむくみ」を遠ざける近道です。


とはいえ、健康な人が毎日1日3食、「ポタージュ」の料理ばかり食べているわけにはいきません。通常の固形食だって、ほしくなるはずです。

そんなとき、心がけてみてほしいのが「お箸で細かくできる食べ物を選ぶ」という

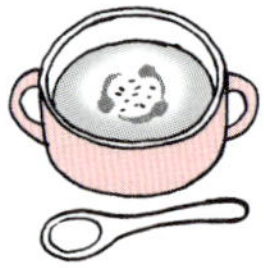

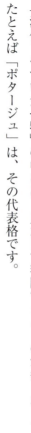

基準です。

わかりやすい例を挙げると「硬いステーキよりも、ミンチ肉を使った柔らかいハンバーグ」という具合です。つまり、お箸をつけただけで崩れてくれるような状態にまで調理を進めることは、胃の仕事を代行することになるのです。

★★★

「消化しやすい食べ物」のまとめとしては、次のフレーズを参考にしてください。

「刺身より煮魚、サラダより野菜ポタージュ」

この基準さえ覚えておけば、買い物に行って数多くの食材を前にしても、迷う心配はありません。

「刺身より煮魚」と聞くと、意外に思う方もいるかもしれません。

「魚を食べるなら、生の刺身のほうが栄養が多く摂れるのではないか」、そんな声も聞こえてきそうです。

けれども、前にも述べたように「栄養は多く摂れば摂るほどよい」というわけではありません（57ページ）。

また、「胃のむくみをとる」という目的から、心身を整えていくことを考えると、刺身よりも煮魚のほうに、軍配が上がります。

その理由は「刺身の消化の悪さ」にあります。

刺身を箸で取った瞬間を思い出してみてください。どんなに薄く切った断片でも、生の状態の魚の身は簡単に切れてはくれません。

一方、煮魚はどうでしょう。箸で取ると、すぐに崩れます。

噛む時点ですでに「小さな断片」にできるため、胃に届くころにはかなりの程度まで消化できていることになります。煮魚の煮汁を飲まない限りは、煮魚による「水分摂りすぎ」のリスクもありません。

要は「胃に入ったときに、この食べ物がどのような振る舞いをするか」を想像すればいいのです。そうすれば、おのずと「胃に発熱をさせにくい食べ方」が身につきます。

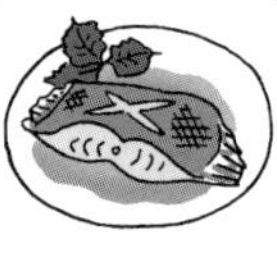

胃の中に残りにくい食べ物――C
胃の中を掃除してくれる食べ物

「胃のむくみ」をとろうとするときに大事なのが「できるだけ胃を『空っぽ』にしておく」ということです。胃の中に食べ物が入っている時間が長いと、その消化に追われ続けて「むくみ」の解消にまでいたらないからです。

「胃を空っぽにする」ことを、中医学の用語で「開胃」と呼びます。

理論的には、食べ物をまったく摂らないと、胃は必ず空っぽになります。しかしこの飽食の時代に「何も食べないで生きること」はほぼ不可能ですし、ストレスをためながら「絶食」をしても何の意味もありません。

実際には、食べる量を1割、2割……少しずつ減らしていくことが現実的です。そしてそのときに力を借りたいのが「胃の中を掃除してくれる食べ物」です。

自分自身が滞らず、周囲も滞らせない、そればかりか胃の中を掃除してさよならする、そんな殊勝な心をもつ食材をご紹介しましょう。

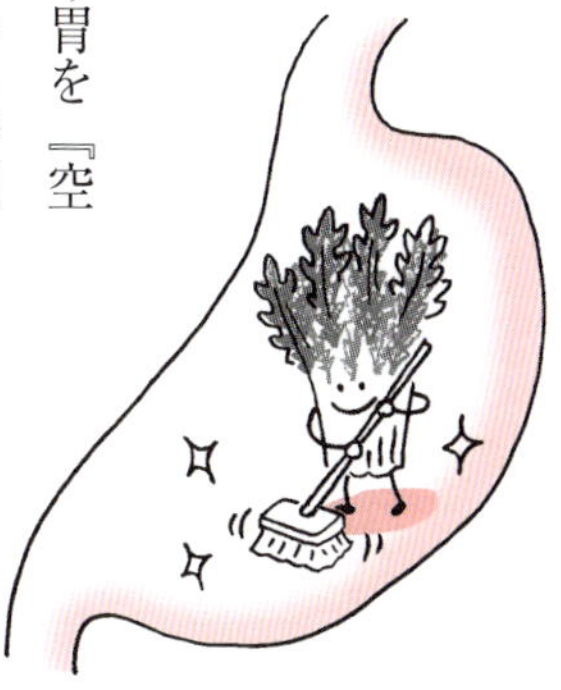

★★★

胃の中を掃除してくれる食べ物として、1春菊や、2山イモが挙げられます。

1 春菊

青菜の中でも、とくにおすすめしたいのが春菊。

お鍋などでもよく使われる食材ですが、注意深く見てみると、食べたあともあまり消化されない状態で排出されることが多いのに気づくはずです。これは、まるでブラシのようにその形を保ったまま胃から腸までを〝掃除〟しながら通ってきた証し。

最近は、春菊を生で食べる人も増えているようですが、火を通したほうが当然胃の負担が軽くなるので、むくみ予防に効果的です。

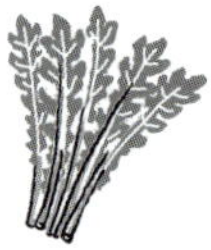

2 山イモ

「ヘルシー食材」「滋養強壮」と人気の山イモ。

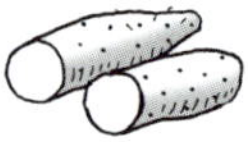

じつは、「胃のむくみ」対策という面から見ても、非常に優秀な食材です。すりおろした山イモを小鉢に入れた瞬間を思い出してみてください。山イモを箸で分断して、小分けにしようとしても。ひとまとまりになったままで、なかなか切れてくれません。つまり「くっつく作用」が非常に強い食材なのです。

この性質は、胃に入ったあとも同じです。イメージでいうと、ネバネバとした山イモが細かく分断されず、ひと塊のまま、胃を掃除しながら通り過ぎていく感じです。そのときに「胃に滞っている消化途中のもの」などを、ズルリと根こそぎもっていってくれるのです。

「胃に滞っている消化途中のもの」とは、おもに炭水化物（米や果物、糖分を含むもの）です。

体内に摂り込んだ炭水化物はベトベトと粘着性が強く、胃の中で滞留しやすいため、ほかのものの消化まで妨げがちなのです。

しかも、吸収されるまでノロノロと待ち続けるため、どうしても吸収量が多くなったり、血糖値の上昇が引き起こされたりと、つまりはありがたくない働きばかりします。

山イモは、それらを軽々と根こそぎ一掃してくれます。

もちろん、胃で〝お荷物〟となる炭水化物自体の摂取量を控えることができれば、それに越したことはありません。また、山イモさえ摂れば「炭水化物をいくらでも摂ってよい」ということにはならないので、ご注意ください。

「下痢」は体の自然な「デトックス作用」だった

あなたは「下痢」について、どのようなイメージをもっていますか？

「急におなかが痛くなったり、トイレから離れられなくなったり、体力が消耗する気がしたり、マイナスのことばかり」

このように、ネガティブな印象が強いかもしれません。

たしかに、下痢になると日常生活に支障をきたす部分も多く、「歓迎したくない」という気持ちはよくわかります。

けれども、**下痢とは、言うなればナチュラルなデトックス（解毒作用）**。

体が「毒性のものを急いで排出することが必要だ」と判断して起こす、有益な現象なのです。

その証拠に、昔の中国では「下痢」を治療の手段として重んじていた流派も存在するほどです。中国・宋の時代には、「発汗」「嘔吐《おうと》」「瀉下（下痢のこと）」という3つの方法を好んで行う「攻下派」という一派がいました。

「あえて毒性のものを摂り、嘔吐や下痢を起こさせることで、病気や不調を治す」という流派です。

もちろん、あなたに「わざと毒性のものを摂って、下痢を起こしてみて」とおすすめするつもりはまったくありません。

けれども、もし下痢に見舞われたとしても、「何かおかしなものを食べてしまったのだろうか」と必要以上に心配したり、「下痢のために動けず、予定が狂ってしまった」などと嘆いたりしないでください。

むしろ「デトックスできてよかった！」と、前向きにとらえてほしいのです。

そもそも、現代人の多くは「飲みすぎ」「食べすぎ」です。だからたまに下痢をして、摂りすぎた栄養を外に排出するくらいがちょうどいいのです。

「おなかをこわす」チャンスが減ったことのデメリット

じつは昔は、自然に一定の頻度で「おなかをこわす」ことが一般的でした。井戸水や川の水など、自然界に存在する水をそのまま飲んでいたからです。それらには、たいていミネラルなどが含まれていて、いやでも下痢が誘発されるのです。ところが、現代では上下水道のインフラが整い、自然界の水をそのまま飲むことがほぼなくなりました。その結果、下痢の機会も少なくなっているのです。

時代が進み「下痢の回数が減ったこと」は、公衆衛生の観点から見ると素晴らしいことかもしれません。

けれども、「栄養を摂りすぎないための自然なチャンス」を、1つ失ったことになります。

つまり現代の私たちにとっては、「インプット」の量を減らし、下痢以外の「発汗」などの手段でアウトプットの機会を増やしていくことがとても大切なのです。

「胃のむくみ」を防ぐ 運動

「胃のむくみ」を防ぐために、もう1つおすすめしたい習慣が**「水のアウトプット」**、**つまり体外へ水（水分）を放出する**ことです。

そのためには、**「胃の経絡」を刺激することがポイント**になります。

胃の経絡を刺激して活性化させると、その経絡上に停滞している水分は熱とともに一気に上昇し、体の〝天井〟である頭部（顔）から、汗として効率よく出ていくことになります。

だから、胃のむくみを防ぐためには、日頃から積極的に**「顔から汗をかくこと」を念頭に置いた運動**を取り入れてみてください。

よく体を動かしている人ならピンとくると思いますが、顔から汗をかくレベルの運動というのは、瞬間的にかなりの強度になります。その分、長時間続ける必要はありません。

極端なことをいうと、集中して行えば5分程度で終えても大丈夫なのです。忙しい人でも短時間で気軽に実践できる方法ばかりなので、安心してください。

いずれも日頃から継続して行うことで「胃のむくみ」を予防できるだけでなく、すでに「胃のむくみ」の症状が進んでいる場合にも改善・解消に導けます。

具体的な方法を見ていきましょう。

胃のむくみを防ぐ運動——1
階段を1～2段飛ばしで上る

まず日常的に手軽にできておすすめなのが「階段を1～2段飛ばしで駆け上がる」という方法です。

日々の暮らしや通学・通勤の途中で、「エスカレーターやエレベーターで階上に上がる」ことがきっとあるでしょう。まずは1か所からでもいいので、それを階段利用

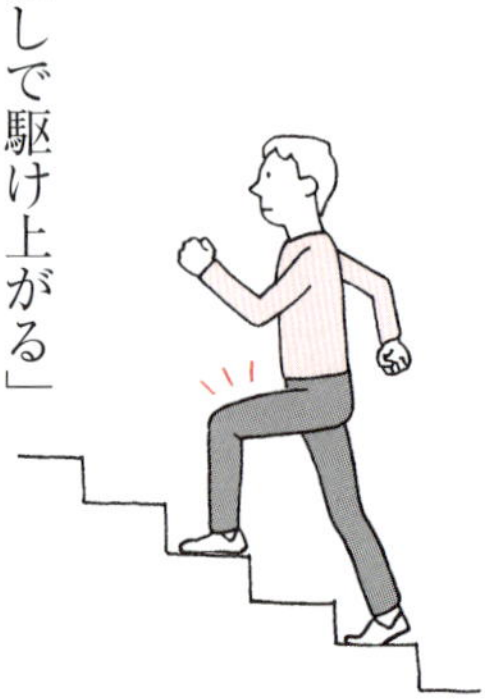

へと切り替えてみてください。

とはいえ、「〝なんとなく〟のダラダラ1段飛ばし（2段飛ばし）」では、長時間やらないと効果はあまり期待できません。

「顔から汗をかくこと」が目的なので、体を意識的に動かし、勢いよく、息切れしないように速度も気にしながら〝真剣に〟行う姿勢が重要です。

腕は大きく振る。階段に足をつけたら、力を込めて蹴り上げる。上へ上へと加速する……。そんなエネルギッシュなイメージです。

むくみ解消の〝スイッチ〟は「太ももの前面」にある

中でも「膝を上げて何かを踏む動作」こそ、胃のむくみの解消に効果的だと覚えておいてください。

なぜなら、こうした動作によって**胃の経絡が通る「太ももの前面」に働きかけることができる**からです。

運動によって胃の経絡にアプローチができれば、胃の経絡を活性化させ、そこにたまっている水と熱を動かしやすくなります。

水分を上昇させ、顔から汗をかいたあとは、頭がスッキリ。脳が活性化され、その後の勉強や作業が、普段に比べて格段にはかどります。つまり、胃の中を驚くほど掃除できたことになります。

ただしこのとき、注意点があります。

階段を1段飛ばしで下りても、胃のむくみの予防にはつながりません。

なぜなら「階段を下りる」ときの足の動きは、太ももの後面、膀胱《ぼうこう》の経絡しか刺激しないからです。胃のむくみとは、まったく関係がありません。

また、階段でうっかり転倒をしないように気をつけてください。

ハイヒールで通勤している女性の場合、地面を踏みしめて力を込めることは、どうしても難しくなります。

これを機会に、ヒール靴は職場に置くようにして、スニーカーなど歩きやすい靴で通勤するのも手かもしれません。

もう1つ、すべての運動に共通していえることですが、現在ひざに痛みがある人は、まず水分を控え、痛みをある程度とってからチャレンジをしてください。痛みを我慢しながら運動をすることは控えましょう。

ひざの痛みは、その気になればあっという間にとり去ることができます（85ページ）。運動に取り組むのは、それからでも遅くはありません。

胃のむくみを防ぐ運動——2
上り坂ランニング

その名からわかるとおり、シンプルなランニングではなく、強度を少し上げて行う方法です。これから運動に取り組む初心者の方はもちろん、すでに運動習慣のある人や「体を動かすことが好き」という人に、とくにおすすめしたい運動です。

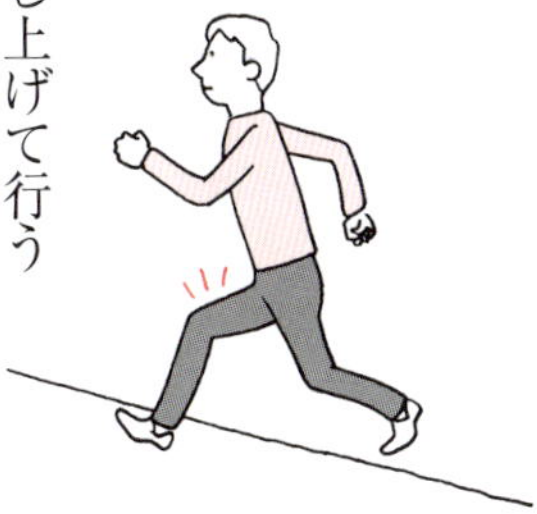

実際、私は長年にわたり、毎週2回、この運動を続けてきました（現在も継続中です）。40代半ばの私が大病1つせず、肥満の心配もなく、元気に各地を飛び回って中

医学を広める仕事に従事できているのは「上り坂ランニングのおかげ」といっても言いすぎではないでしょう。

私がやっている「上り坂ランニング」はいたって簡単です。

マシンで、30分のランニングを行います。

その際、最初の5分間だけ、マシンを調節して「上り坂モード」にします。

傾斜のある坂道を上るとき、太ももの前面への負荷は、自然と強くなります（スピードを通常より上げたときも同様です）。

太ももの前面によい意味での〝負荷〟が加わり、胃の経絡がピンポイントで刺激され、そこにたまっていた水と熱がひとりでに上昇を始めます。

このように、経絡を熟知してランニングを行うと、まるでツボを指圧するような感覚で、狙いどおりの内臓にピンポイントで強力にアプローチができるのです。

ちなみに、私がジョギングを30分単位で行っているのには理由があります。経絡をめぐるエネルギー（気・血・津液《しんえき》）は、30分かけて体内を1周します。だから、有酸素運動に取り組む場合は、その1回の周期に合わせて調整するとちょうどよいのです。

1週間のうち2回走ることを習慣にしていますが、そのたびに顔から大汗をかいています。おかげでデスクワークが続いても、徹夜に近い状態が続いても、肩こりや腰痛など、さまざまなストレスからずっと無縁でいます。

胃のむくみを防ぐ運動――3 椅子の位置を低くして自転車をこぐ

もう1つ、おすすめの運動法を挙げておきましょう。

それは「自転車こぎ」(エアロバイク)です。ただし、椅子(サドル)の位置をわざと低くして行います。

一度体感してみてほしいのですが、椅子を低くした自転車をこぎ続けるには、相当なエネルギーが必要です。何より、ひざを曲げたまま太ももに力を入れる運動を持続するのは大変なことです。太ももを直接刺激できて、「筋肉を使っている」と実感できるはずです。

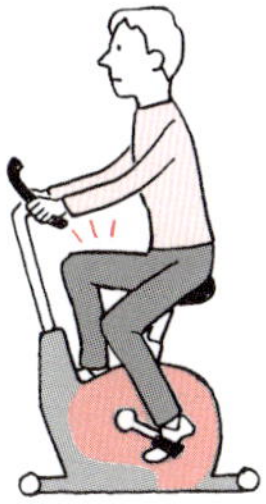

この状態こそ、まさに胃の経絡を「鍛える」ことになり、胃のむくみの解消に直結

するのです。認知症をはじめとする、胃のむくみが由来のさまざまな病気を、一気に遠ざけることができます。

メリットはそれだけではありません。

「胃のむくみを防ぐ運動」は、その過程で運動して飲む量や食べる量が抑えられるため、結果的に健康に、しかもキレイにやせることができます。一見遠回りのようで、じつはもっとも安全で確実なダイエット法ともいえるのです。

胃のむくみを防ぐ運動――4 スクワット

「胃のむくみを防ぐ運動」のいちばん重要なポイントは「胃の経絡が通っている太もも前の部分に刺激を与え、活性化を促すこと」にあるとお伝えしました。

その点で、非常に効果的なトレーニングが「スクワット」です。

筋トレ愛好者の方なら、スクワットでとくに使われる筋肉が「太ももの前面」だということに、すぐに思い当たることでしょう。

もしかすると、そこの筋肉につけられた「大腿四頭筋」という名前までご存じの方もいるかもしれません。「大腿四頭筋」とは太ももの前面にある筋肉のグループのことで、4つの筋肉をまとめた総称です。

体の中でも、格段に大きい筋肉であることで知られています。その大きさゆえ、集中して正しく鍛えれば基礎代謝をアップさせることも簡単にできます。

ここでは、筋トレの代表格、スクワットの行い方について解説しましょう。

「すでにスクワットは習慣化している」という人は、いままでどおりのやり方でもかまいません。

ただそこに1点だけ「**胃をむくみにくくするために、太ももの前面を走る経絡を刺激するのだ**」という**目的意識を加える**ようにしてください。

【基本の姿勢】

・両足を肩幅に広げる
・足先を、少し外側に向ける

・上体を垂直に保つ。背筋はまっすぐに伸ばす（丸めないように注意）

・両腕は前へまっすぐ突き出す（頭の後ろで組んでもOK）

POINT 視線が下がらないように注意する

［スクワットの正しい行い方］

① 基本の姿勢を取り、呼吸を整える

② 息を大きく吸いながら、上体が沈み込むように両ひざを曲げる（太ももが地面と平行になるところまで、ひざを曲げる）

POINT ひざを曲げる方向は、つま先と同じ

POINT ひざが、つま先より前に出ないように

③ 息を大きく吐きながら、ゆっくりと基本の姿勢に戻る（このとき、ひざは伸びきらないように）

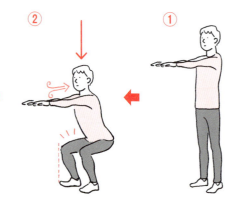

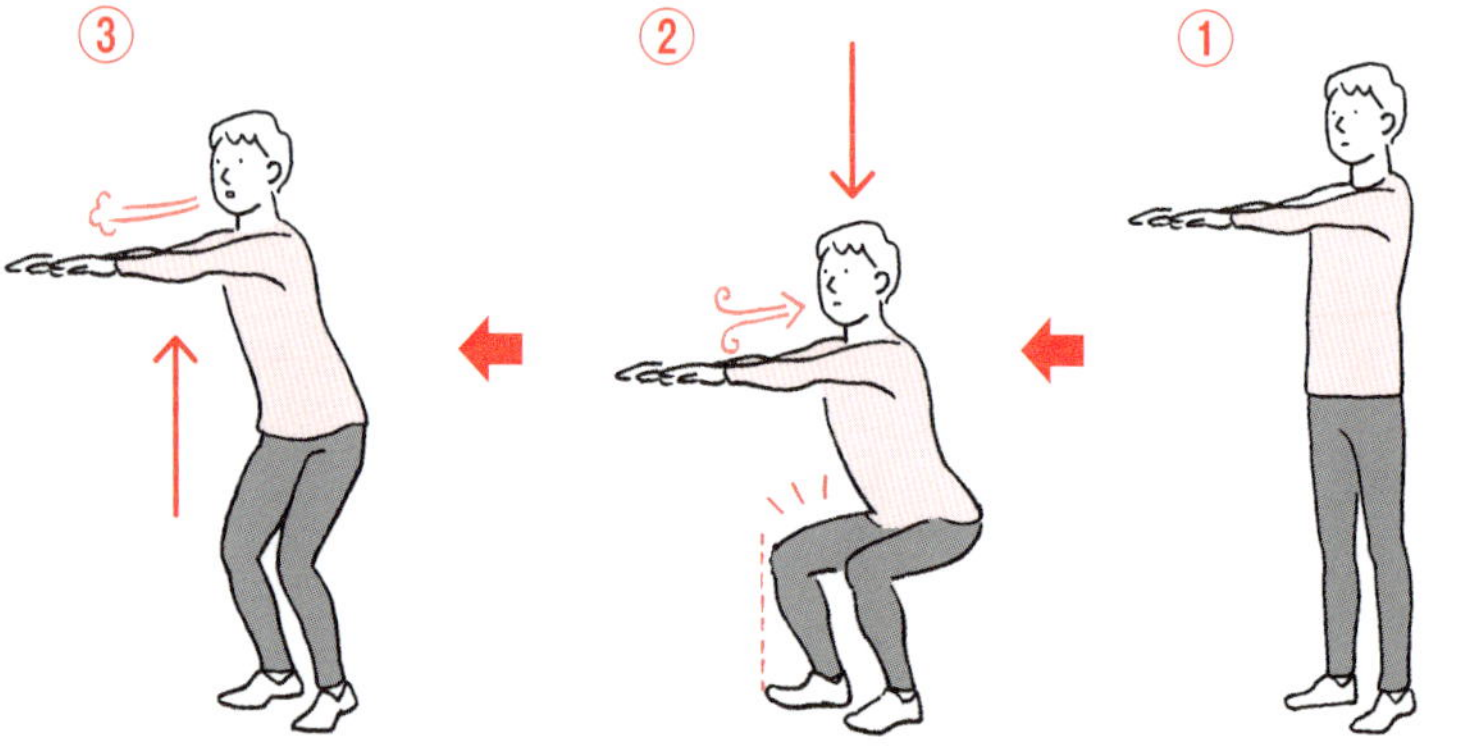

POINT 太ももへの負荷が弱まるため、腕を振るなどの反動は使わない

④小休止をはさんで、①～③を20回繰り返す

POINT 上体を上下させる際、大腿四頭筋が縮んだり伸びたりしていることを意識する。太もの前面に意識を集中させる

「運動が苦手」な人のための効果的な発汗法

ここまで、4種類の運動をご紹介しました。

運動の話をすると、決まっていただく質問があります。

「運動をしないで、どうにかなりませんか?」というものです。

「体を動かすのが苦手」「毎日忙しくて、運動なんてできない」など……聞けば聞くほど、人によってさまざまな事情を抱えていらっしゃるのだと痛感します。

健康上の問題を抱えていなければ、それでも一度はここでご紹介した方法を試して

みることをおすすめしています。ただ、健康上の問題を抱えていてどうしても難しい場合などは、次善の策として〝運動せずに汗をかく〟手段をお伝えしています。

代表例は**「岩盤浴」や「ラドン温浴」**です。

「岩盤浴」とは、天然の特別な鉱石に熱を加え、そこから放射される遠赤外線で体の深部を温める健康法です。通常の入浴より、体の深いところまで温めることができる点が特徴です。遠赤外線とマイナスイオン、ダブルの健康効果が期待できます。

「ラドン温浴」とは、ガス状の放射性物質「ラドン」を吸入する健康法です。ラドンを口から吸入すると肺から血液に溶け込み、血流に乗って全身に行き渡り、多くの健康効果がもたらされることが明らかになっています。

微量の放射線がもたらしてくれる健康効果を、医学用語では「低放射線ホルミシス効果」といいます。

岩盤浴やラドン温浴では、内臓脂肪のレベルから発汗を促す効果が期待できます。一方、**通常のお風呂やサウナなどでは、熱いお湯に長時間入ったとしても、皮膚下にある脂肪だけがジワジワ溶ける程度なので、体内の水分を排出するという点では、あ**

まり効果は期待できません。

繰り返しになりますが、運動をして体の中からエネルギーを燃焼させ、こもった熱（湿熱）を一気に排出する方法がベストであるのは間違いありません。よほどの事情がない限りは、定期的に運動する道をおすすめします。

胃のむくみを防ぐ運動 ――［番外編］
スマホ画面に向かって息を吐く

呼吸は、ふだん私たちが思っている以上にすぐれた「運動」の1つだといえます。**意識的に呼吸を行うことで、体のあちこちが調節され、不調が改善されます。肺が、全身に働きかけてくれるのです。**

体内で何かが「過剰」になっている人は、それらを呼気（息を吐き出すこと）で排出できます。

体内で何かが「不足」している人は、それらを吸気（息を吸うこと）で摂り入れることができます。

たとえば、飲みすぎで体中がむくんでいる場合**「体内の水（湿気・水蒸気・むくみ）を追い出したい」と思いながら「ハァー、ハァー」と息を大きく吐き続けると、それだけで体内の水は確実に減っていきます。**

そのままではやりにくい場合は、顔の前にスマホの画面や手鏡を持ちながら行ってみてください。それらが曇るようなら、呼気でうまく水分を外に出せていることになります。

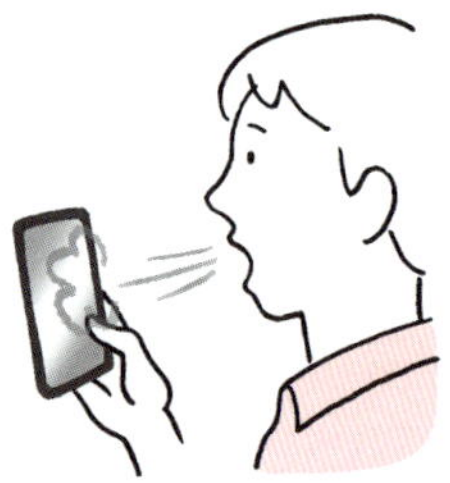

実際、この方法だけで効果が現れたケースを2つご紹介しましょう。

Xさんは、痰のからみに悩んでいました。ところがこの呼吸法を行った結果、2日間でケロリと痰の症状は治りました。

もう1人、Yさんは、肺の中に水がたまり「原因不明」と主治医にさじを投げられてしまいました。そこで私からの提案として「口につけている呼吸器を曇らせること」を目標に、この呼吸法に挑戦してもらったところ、3日間で肺の水がなくなり、呼吸器を外せるまでに回復したのです。

これらのメカニズムは単純明快です。「呼吸」という運動によって胃の経絡を刺激すると、胃が収縮し「余計な水分を上に上げよう」とするからです。

余計な水分が上昇する際に、副作用的な症状が出る場合もあります。心臓の周りに水分が上がってくると、心臓が圧迫され、動悸《どうき》を感じることがあります。肺の周りに水分が上がってくると、気管が圧迫されて狭くなり、息が上がりやすくなります。

けれども、これらはいずれも、胃から上へ、うまく水分が排出されかけているサイン。わずかであれば苦しくなっても、そのまま続けて大丈夫です。

この呼吸法の応用編が「カラオケを大声で歌う」ことです。

体調に問題がなければ、マイクを持って思いっきり息を吐き、大声を出してみましょう。より短時間で効率よく多くの水分を追い出すことができます。

一方、もし体が弱っていたり、明らかに元気がなかったりするときは、息を「吐く」よりも「吸う」ほうに重点を置き、「エネルギーを内にため込むこと」を優先してください。

それぞれのコンディションに応じて、ふだん無意識に行っている「呼吸」を意識的に活用していきましょう。

第4章

1日10分で効果てきめん、胃のむくみを「とる」習慣

１日１回、胃のむくみを「とる」習慣

胃をむくませないようにするには「水分が胃に留まっている時間をできるだけ短くする」ことが大前提。そのために、ここまでは「水分を摂りすぎない」ことや「水分を積極的に体外へ出す」コツについてお伝えしてきました。

ただ、もしすでにむくみの症状がある程度進んでいるなどして、積極的に解消したい場合、抜群の効果を発揮する方法を、この章でご紹介します。

といっても、特別な時間を確保する必要はありません。「ながら」でよいので、日常生活の中で習慣化するのが理想です。

「１日の終わりに湯船にゆったりつかりながら、体に触れる。入浴後は、そのまま気持ちよく眠りに落ちる……」

そんなイメージです。

入浴で全身が温まると、立ち姿勢で足のほうに下がっていたむくみが経絡を通じ、まるでエレベーターで運ばれるかのように上へ上へと〝上昇〟します。

そのタイミングを狙い、全身の〝天井〟に当たる部位を手入れすることでむくみを水蒸気や汗に変換し、効率よく体外へ追い出すことができます。

全身の〝天井〟とは、つまり「顔」。

体を1つの部屋とするなら、**顔を手入れすることは、〝換気扇〟にこびりついた汚れをとり、〝天窓〟を大きく開け放って空気を入れ替えることと同じ**なのです。

「顔の風通し」をよくすれば水分が出ていく

なぜ、手入れを行うのが「顔」であるにもかかわらず「胃のむくみ」解消に有効なのか。その仕組みについてまずお伝えしましょう。

胃の経絡は体を縦に走っていて、「顔（頭部）」がその上端となります。つまり、胃でできたむくみやエネルギー、湿熱（78ページ）などが上方向に上がってきたとき、構造上「むくみの影響が集まりやすいところ」なのです。

そのとき「顔の通気性が悪い」状態だと、窓を閉め切ったお風呂場のように余計な水分がどんどん蓄積され、顔がパンパンにむくんだり、むくみによって頭痛が引き起こされたり、脳が圧迫されて認知症が発症したり……と、さまざまな厄介な問題に見舞われてしまいます。

これが反対に〝換気扇〟がスムーズに回り、〝天窓〟も開放されて、十分な通気性が保たれている状態だったとしましょう。

胃から上ってきた余計な水分やエネルギーが放出され、顔はもとより、胃や全身までもがスッキリすることになります。その影響は非常に大きく、アレルギー性疾患が根治することすらあるほどです。

「顔」を、湿気のこもった「密閉空間」のままにしておくのか、効率よく換気される「開放空間」にするか、決めるのはあなた自身です。

「顔の手入れ」2つのステップ

胃のむくみをとるための「顔の手入れ」は、大きく2段階に分かれます。

比喩《ゆ》的にいうと「〝換気扇〟にこびりついた汚れをとる」ステップと、その後に行う「〝天窓〟を開ける」ステップです。

少し突拍子もないたとえかもしれませんが、「繁盛している中華料理屋さんの店内」をイメージしてみてください。

油を扱う中華料理屋さんは、1日の営業が終われば油でネトネトです。ただし店主がキレイ好きで働き者なら、毎日こまめに掃除を繰り返すはず。油のこびりついた換気扇の汚れを落として通気性を高め、さらには天窓を開け、店内の空気を新鮮な空気と入れ替えることでしょう。

顔の手入れも、基本的にはこの「中華料理屋さんの掃除」と同じです。本来、人体に不可欠な作業なのです。

「〝換気扇〟にこびりついた汚れをとる」マッサージ

このマッサージは入浴しているときに、湯船の中で、顔には何もつけず、自分の指で行うのがおすすめです。

基本ルールは「外に向けてむくみをのけること」。強さの目安は「冷蔵庫から出したばかりの固形バターを、指の腹で少しずつ溶かしながら延ばしていく」ような感覚です。

実際の圧の強さや指を動かす速度については、人それぞれ異なります。「外に向かって水分や脂肪を運ぶ」ことをイメージしながら、あなたが「気持ちよい」と感じる強さと速さで、指を動かしてみてください。

胃がむくんでいる人ほど、当然ながら顔もむくんでいます。「顔がむくみすぎて肉厚になっている」

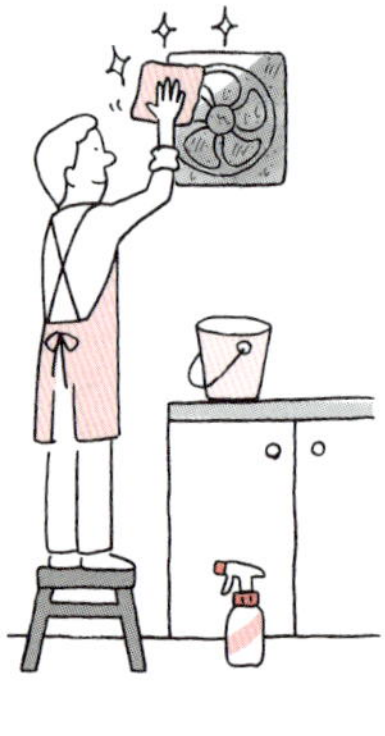

そんな自覚症状がある場合、指を1本ではなく2本使って、力をより強く込めるのもよいでしょう。むくみの程度が大きい人ほど、みるみる小顔へと変身していきます。その変化は、やみつきになるほどハッキリしています。

「自分の理想としている形を新たに彫る」――それくらい大胆な気持ちで、彫刻家になったつもりで顔の輪郭をなぞっていきましょう。

「理想の形」をなぞるように指を動かす

「皮膚がふくらんでいるような気がする」「筋肉にコリがある」と感じた箇所は、むくみで滞っている可能性が大。繰り返しマッサージをしてください。放置すると、脂肪がつきがちです。

とくにむくみがたまりやすいポイントは「目の下」「頬骨の上下」「鼻筋から頬にかけてのエリア」です。

「マッサージをする指の摩擦熱が気持ちよくて、皮膚がなんだか溶けていきそう」そんな感覚を味わえるのが理想的です。

顔のマッサージというと「オイルやクリームをつけるべき?」と聞かれることもありますが、目的はあくまで「むくみの掃除」。何もつけずに行うのが正解です。

さらにいうと「自分の熱で溶かした皮下脂肪」が肌ににじみ出て、潤いを補ってくれる状態が理想です。

あくまでも目安ですが、続けてご紹介する「ツボ押し」と併せて、1日10分程度の長さが基準です。また、もともとむくみがない人も予防効果が期待できます。ぜひ体の状態にかかわらず試してみてください。

[〝換気扇〟にこびりついた汚れをとるマッサージの行い方]

❶ 鼻筋をつくる

「鼻筋をしっかり通す」ことを意識して、鼻の両脇を繰り返し上下にマッサージする（鼻がいつもよりふくらんでいたら、脂肪肝など肝臓に問題がある恐れあり）。

❷ 頬骨の周りのむくみを流し、小顔をつくる

両目の目頭から、両指をそれぞれ外向きに動かして、耳の横

❶

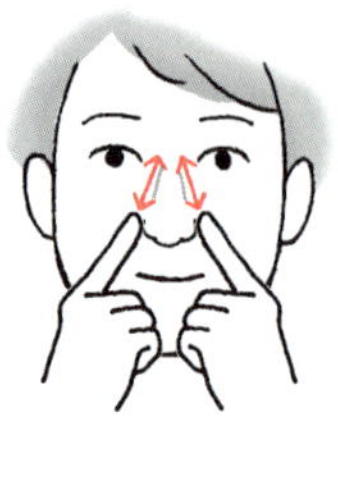

（もみあげのあたり）まで、むくみを運んで「捨てる」。次に頬骨を彫刻刀で浮かび上がらせるような感覚で、力を加える。途中で手を離さず、力を抜かないよう集中して行う。むくみが出ていくと頬骨が浮き出し、すぐに小顔になる（頬骨には凹凸があり、その周りに老廃物がたまりやすい構造になっている）。

❸口の周りをケアする（ほうれい線と虫歯の予防）

小鼻の脇から頬骨の真下をなぞって、また、鼻の下から外向きに、それぞれ両指を動かして、耳の下までむくみを運んで「捨てる」。表面的なマッサージだと、ほうれい線の予防・解消効果が望める。歯茎を触るつもりで深部にまで圧を加えると、虫歯などの口腔トラブル対策になる。

❹あごのラインをスリムにする

あごのラインを、左右それぞれの親指とひとさし指でつまみ、口の下から耳のうしろの骨までむくみを運んで「捨てる」。あごの深部に指で触れたとき、脂肪の塊がポコポコと感じられた

❷

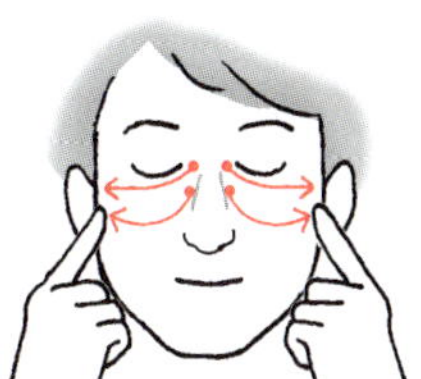

❸

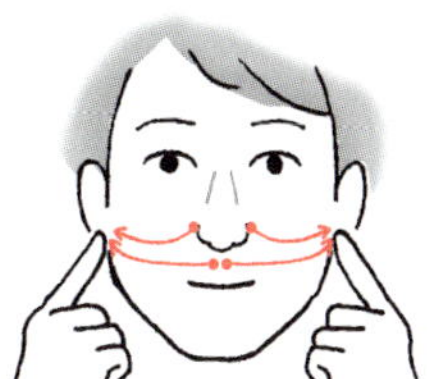

❹

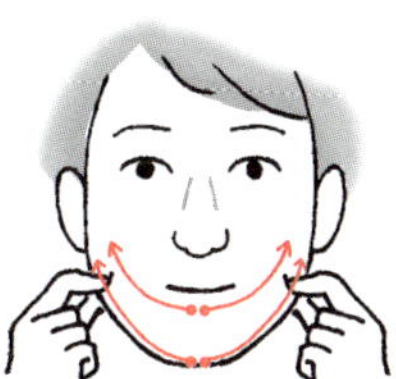

ら、それが「むくみ」。どっさりとむくみを感じたときは、耳の後ろの骨を通りすぎて、首のほうまで運んで「捨てる」。

❺ おでこから頭部のむくみをとる

左右それぞれの親指を頬に置いて支点とする。左右それぞれの人差し指を眉間に置き、まゆ毛をなぞるように外向きに髪の生え際までむくみを運んで「捨てる」。おでこの皮を、何度も横へ引き延ばすイメージ。

❻ 顔中から集めた「むくみ」を、さらに流して排出させる

首の胸鎖乳突筋を、人差し指で上から下へマッサージする。あごから鎖骨に向かって指を動かすイメージ。しわを1本ずつのけていくつもりで行う。このマッサージで、顔中から集めた「むくみ」を内臓へと流す（内臓に送り出すことさえできれば、むくみは自然と体外に排出される）。

❶～❻を繰り返すうちに、むくみが解消されていきます。

❺

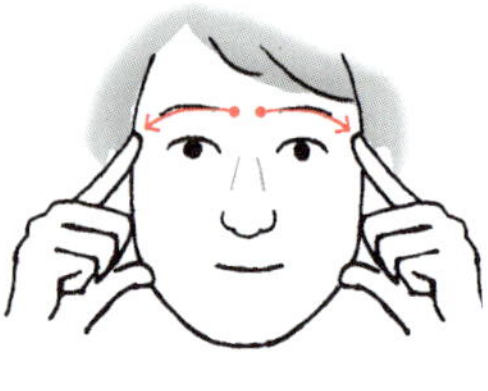

❻

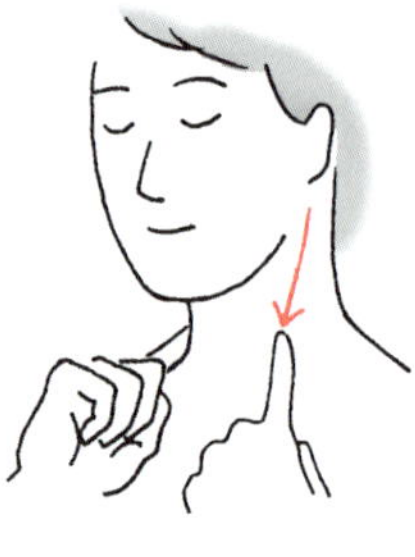

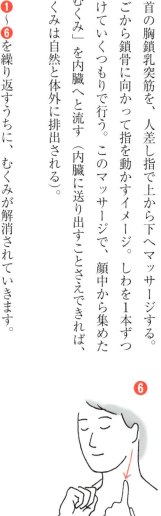

「〝天窓〟を開ける」ツボ押し

「〝換気扇〟にこびりついた汚れをとるマッサージ」を行ったあとは、顔全体の経絡が流れやすい、理想的な状態になっています。

そこで続けてツボ押しを行うことで「理想的な状態」を体に記憶させ、長く固定させることができます。皮膚が下がってこないよう「ピンでキュッととめる」ような感覚で押しましょう。

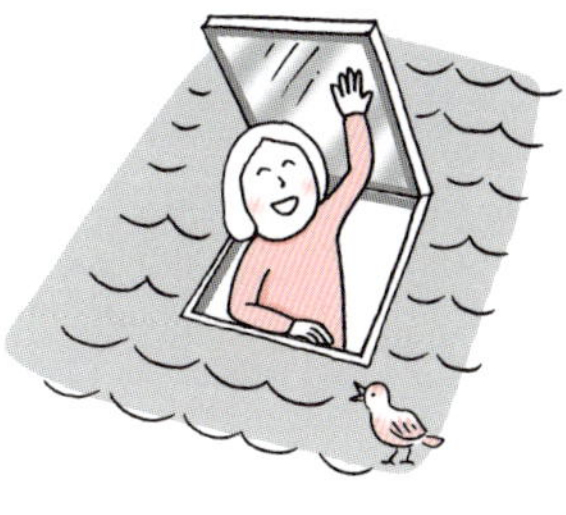

「〝天窓〟を開ける」ツボ押しの行い方

次に挙げる❶～❻は、経絡の主要な通り道です。次に運ばれてくる栄養分は、この道を中心に通るようになり、余計なところに栄養分が行かず、効率よく栄養が補給されるようになります。

またエネルギーの通り道が確保されることで、さまざまな「流れ」がよくなり、むくみ解消に加え、小顔効果も期待できます。

マッサージの強さは、1つのツボにつき数秒間「気持ちいい」と感じる強さで押し続けてください（個人差があります）。

目は開けていても、閉じていても、どちらでもかまいません。

❶ 目の周り
・睛明《せいめい》（目頭のやや上）
・承泣《しょうきゅう》（黒目の真下。目の周りにある骨のふちにある）
＊いずれも、視力や目の見え方に関連したツボ。習慣的に押すことで、目の疲れが軽減し、見えにくさが改善しやすくなる。

❷ 頬骨
・巨髎《こりょう》（頬骨のもっとも突き出たところ）

❸ 鼻の下
・人中《じんちゅう》（鼻の真ん中の下のポコッと凹んだところ）

❹ 唇の周り

・地倉《ちそう》（唇の横約1cm外側のところ）
・承漿《しょうしょう》（下唇の下の凹んでいる部分の真ん中）
＊いずれも、虫歯など口腔内の問題に関連したツボ。刺激を加え、むくみをはじめ不要なものがたまらないようにすれば、トラブル予防につながる。

5 顎関節《がく》

・頬車《きょうしゃ》（耳のつけ根と、えらの真ん中あたりに位置する。噛《か》みしめると筋肉が持ち上がり、力をゆるめるとクボミができるところ）

6 額

・頭維《ずい》（額の左右の髪の生え際のところ。かき氷など冷たいものを食べたとき「キーン」と響くように感じるところ）

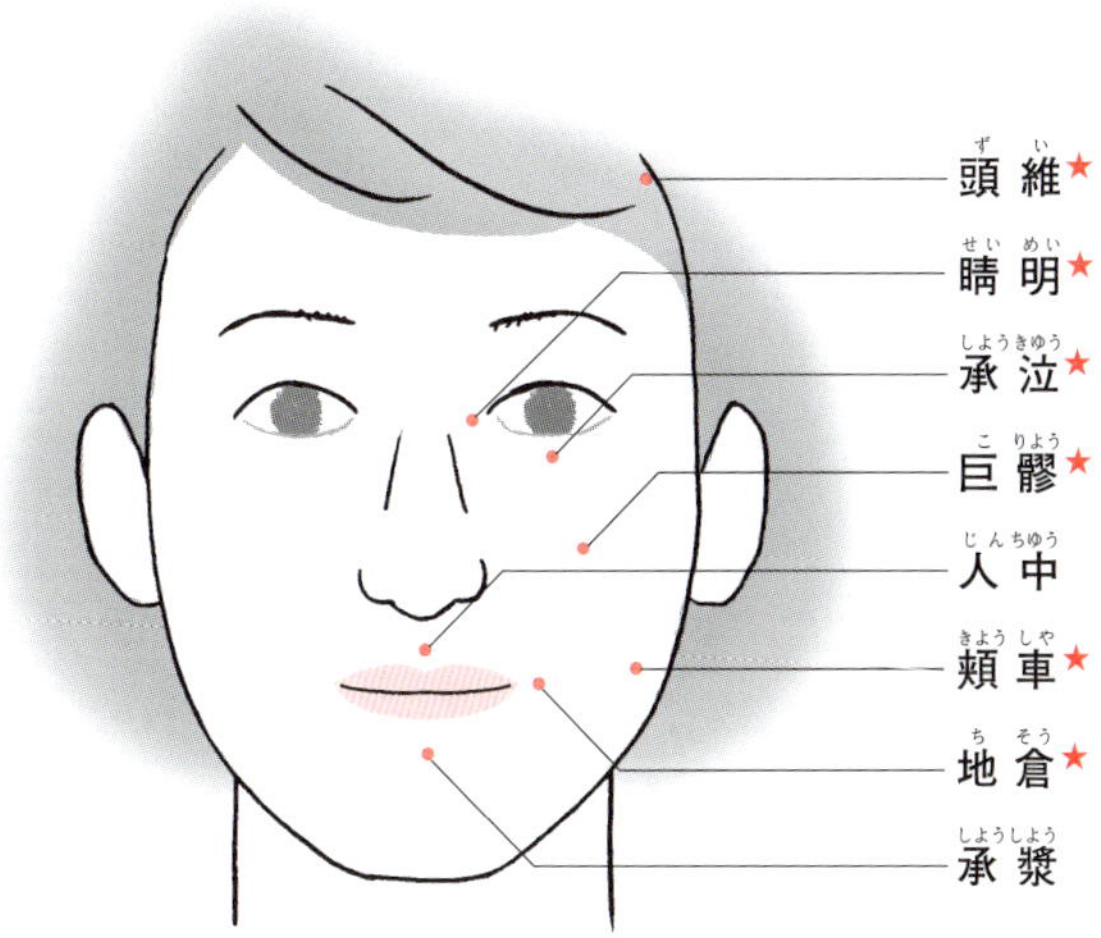

★印のツボは顔の中心線を挟んで反対側、左右対称の位置にもあります。

ツボを押すのは「だいたいの位置」でOK

ご存じのとおり、ツボ治療は昔から広く一般に親しまれてきました。明治時代以降、ツボ治療の威力は世界中の知るところとなり、科学的な解明が進むようにもなりました。

その流れは加速し、1979年になるとWHO（世界保健機関）が鍼灸治療（ツボ治療）の適応疾患を発表。2001年には、大学の医学部教育課程に東洋医学が取り入れられるようになるなど、ツボ治療への注目は高まり続けています。

ツボ治療のお話をすると、よくこんな質問をいただきます。

「鍼灸を学んだことがないのに、ツボをうまく見つけられるものでしょうか？」

答えは「イエス」。たしかに、ツボ治療を行う流派は世界中に多数あり、中にはツボの位置に厳密にこだわる人も少数ながら存在するようですが、**多くの流派は「だい**

たいの位置」への刺激でも、十分な効き目があるとしています。そもそも、ツボの位置にこだわりすぎることで、かえって新たなストレスが生まれかねません。「だいたいの位置で合っているのだ」とおおらかな心で、気持ちよく感じることを優先してトライしてみてください。

また、本書でご紹介するツボは「外しにくいツボ」ばかりです。手探りで肌を触るうちに、どんどん確信をもって押せるようになるでしょう。何より大切なことは、何週間、何か月間と、継続して行うことです。

換気効果を一層高める「すね」のマッサージ

「胃のむくみ」に働きかけるうえで、じつはもう1つ「顔」以上に強力なポイントがあります。

それが「すね」。

ひざ下から足首にかけての部位はまさに胃そのものとリンクしていて、ひざに近い上のほうを刺激すれば胃の上部が、足首に近い下のほうを刺激すれば胃の下部が、それぞれ活性化するほどです。

すなわち、**すねをまんべんなくマッサージすることで、胃の経絡上の筋肉を収縮させて、たまった水と熱を上昇させることができる**のです。

「巻き寿司を巻く」ようなイメージで、両手で片足ずつつかんで、ツボに指先で圧を加えてください。ちなみにその際は「気持ちいい」を通り越して「イタ気持ちいい」（痛いけれども気持ちいい）というくらいまで強めてかまいません。

むくみなど不要なものが経絡につまっている場合は、肌の表面がカチカチで「なかなか指が入らない」という感触を味わうはず。「肌がやわらかい」と感じるようになるまで、気長に取り組むことが大事です。

また、浮力が働いて同じ姿勢を保ちやすいので、入浴中に湯船の中で行うのもおすすめです。

［「すね」のマッサージの行い方］

❶ 足を組んで座り、肩の力を抜いてリラックスする。

❷ 座ったまま片足を「く」の字の形に曲げ、すねを両手でつかめる体勢を取る。

❸ 「巻き寿司を巻く」要領で、すねの上部から下部にかけて両手の指先で圧をかける。そのとき「クックックックックッ」と、次に示すツボを順に押すよう意識する。

足三里 → 上巨虚《じょうこきょ》 → 下巨虚《げこきょ》 → 解谿《かいけい》

・足三里（ひざの皿の下の外側の骨から、親指3本分下に位置する）

・上巨虚（脛骨と腓骨の間の大きな隙間にある。足三里から指4本分下に位置する）

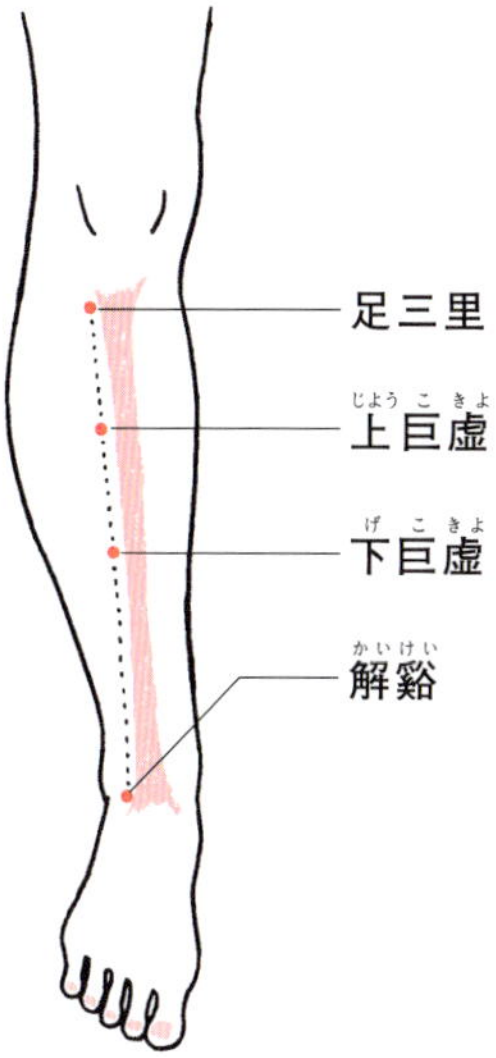

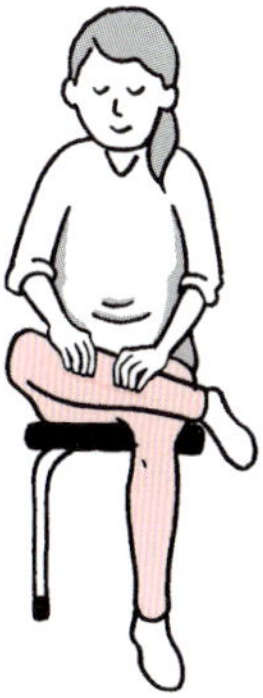

・下巨虚（上巨虚穴から指4本分下に位置する）
・解　谿（足の甲と足首の境界線、つまり足首の中央にある）

＊もう一方の足でも同様に行う。

◉認知症の回復にも一定の効果を発揮

ちなみに、このマッサージを施した結果、認知症患者さんの症状が改善したことがあります。

認知症を患った70代男性のWさんは、お会いした当初、同居中の家族の名前を聞き出すこともできないほど、コミュニケーションが難しい状態でした。

ところが、この「すね」のマッサージを習慣にしてもらったところ、「えーっと」「あのー」と、少しずつ思い出す作業を受け入れてくれるようになり、さらに「この女性は誰？」と尋ねると、「娘の△子だよ」と答えられるまでにいたりました。

ほかにも、このマッサージが認知症の回復に役立った多くの事例があります。いずれも「意思疎通ができない」段階から「感情のやりとりができる」ところにまで症状が改善し、家族の介護を再び受けられるようになりました。

「見て」「触る」ことで自分の状態がわかるようになる

お肌の調子に敏感な女性は多いものです。

「毎日、スキンケアやメイクをしながら、お肌や顔の様子をシビアにチェックする」そのような習慣は、ぜひ男性もマネしてほしいと思います。なぜなら、お肌や顔の調子を観察することは、健康面でも大きなメリットをもたらしてくれるからです。

意外に思うかもしれませんが、全身の病理変化が真っ先に現れるのは「顔」です。顔がむくんだり、お肌にできものができたり、顔色がいつもと違ったり……といった美容面での「トラブル」。その背後には、健康面での「問題」が隠れていることがよくあります。

言い換えると、**「顔の見た目」とは、体内の異常や異変を真っ先に教えてくれるありがたいサイン**なのです。

当然、胃のむくみについても同じです。経験を積むと、顔の様子を見ただけで、胃の様子が手に取るようにわかります。

だから「見た目」を適度に気にするのは、自分の体に気を配ることと同じ。とても大事なことなのです。

あなたにしかできない「最高の治療法」

さらに踏み込んでいうと「見た目」に関心をもてるようになったら、**自分で自分を触ってみてください**。それは、あなたに癒《いや》しを与え、日々の自信の根源となってくれるだけでなく、心身の不調を未然に防ぎ、好転させてもくれます。

どんなに高級なエステより、どんなに凄腕のマッサージより、あなたが「自分自身を触る」ほうが効果的です。過去のデータをもっとも多く蓄積していて、あなたの未来の行動を決めることができるのは、あなたしかいないからです。

中医学には「診断と治療は、つねにセット」という考え方があります。

〝見る〟ことで体の状態を診断し、同時に〝触る〟ことで不調を治療（改善）する。

そんな姿勢を、暮らしの中に取り入れてみませんか。

「いつもより乾燥している」「ボコボコ感がある」などのささいなことであっても、「自分の力で気づきを得て、自分で癒していこう」という気概こそが「水分摂りすぎ」や「ドカ食い」を遠ざけてくれるのです。

第5章

病院では教えてくれない家庭の「胃」学

「原因不明」の病気は存在しない

年間6千万円を売り上げる住宅設備メーカーの営業マンから、30歳を目前にして整体院の経営者に転身。それまでまったく関わりのなかった世界に関心をもち始めた私が、最初に「中医学の神髄に触れた」と感じたのは、中国・江西省の贛南《かんなん》医学院に留学したときのことでした。

「すべての病気には必ず原因があるから、それを突き止めねばならない。ただし、残念ながら『原因不明』となり得る場合が1つだけある。それは、君の「勉強不足」が理由のときだ」

中医学を学び始めた私に、恩師のカイ先生がそう教えてくれたのです。

それから約20年。いま思い起こすと、なかなか風刺の利いたセリフですが、先生はこの言葉を言葉遊びやジョークで口にしたわけではありません。**「どんな病気にも必ず原因がある」**と、当時まだ経験の浅かった私に真剣に伝えてくれたのです。

そもそも中医学とは、複雑な「人体」という構造を、究極のところまで簡素化し、その仕組みをシンプルに解き明かした思想です。

つまり「陰陽五行学説」にもとづき、5つのカテゴリー（五臓／肝・心・脾・肺・腎）別に、調子が「興奮している（陽）」か、「虚弱している（陰）」かを見るだけ。

怪我や伝染病など特殊なケースを除き、慢性的な症状はすべて、五臓のいずれかにその由来をたどることができます。

だから中医学では「加齢」「ストレス」「自律神経」などという漠然とした概念を盾にして「原因不明」と診断することは、まずありません。中国でそんなことをしたら、患者さんから「藪《やぶ》医者だ」と軽く見られてしまうことさえあります。

しかし、日本ではどうでしょう。医師に病気や症状の理由を尋ねても、「原因不明」と告げられるケースがおうおうにしてあります。

それもそのはず。日本の医師は「原因不明」と患者さんに告げることに、心理的な抵抗がほとんどないからです。

「腰痛の8割は原因不明」とはよく耳にする話ですが、もしかすると「どんな病気も原因不明である」というのが、現代の医師の〝常識〟であるのかもしれません。

「虚証＝元気のない状態」を治せるのが中医学の強み

中医学の強みの1つに、**「虚証を治せる」**ことがあります。

「虚証」とは「本来備わっていたものがなくなった状態」。つまり「エネルギー」など自分の体から出せるはずのものがうまく出せなくなり、不健康になった状態を指します。

一方、「虚証」の反対は「実証」です。

「実証」とは「中身が満ちて十分すぎる状態」のこと。外界からきた「邪」（有害なもの）にとりつかれ、健やかさを失った状態をいいます。

ほとんどの病気は「虚証」か「実証」かのいずれかに分類できます（同じ病気でも、原因が「虚証」か「実証」に分けられます）。

じつは、西洋医学では「実証」に対処することはできても、「虚証」に属する病気を治すことはたいへん難しいとされています。体が弱くなってきたときに、それを治す方法が存在しないのです。

たとえば、心臓が「虚証」の状態になり、鼓動が弱まり、止まりそうになったとき、心臓を動かすための装置をつければ、なんとか一命を取り留めることができます。けれども、その装置を一瞬でも外せば、あっという間に心臓は停止します。

そんな難しい**「虚証」の状態であっても、なんとか好転させ、命を永らえさせることができるのが中医学**なのです。

●病院では教えてくれない健康アプローチ

「虚証」にはほかに次のようなケースもあります。

胃が弱くなると、「食べられない」（消化不良を起こす）。
肝臓が弱くなると、血流が乱れて低血圧などになる。
腎臓が弱くなると、尿が出なくなる。

「これらの虚証のトラブルも、中医学では容易に撃退できます」

これまで数多くのお医者さんたちに、そうお伝えしてきました。

すると、ほぼ全員から「どうやるんですか？　その方法を教えてください！」と懇願されます。そしてその〝方法〟の軸になっているのは、ここまでお伝えしてきた「胃のむくみ」を改善するための心がけです。

1日に50回、血が体の中をめぐっていたらOK

血が体内をぐるぐると循環していることは、きっとご存じのことでしょう。では、血とは体の中を、1日にいったい何回めぐるものなのでしょうか。

中医学のルーツとなっている書「黄帝内経《こうていだいけい》」では、その回数を「1日に50回」と規定しています。どんなに身長の高い人でも、若い人でも、その回数は皆同じです。

もちろん、そのスピードに緩急はあります。

単純に計算すると「24時間（1440分）÷50回」で、1周期は28・8分。つまり約30分で血は1回体の中をめぐることになります。

しかし、寝ている間などはゆっくりになるため、時間帯によって1周期に40分かかることもあります。反対に、激しく活動をしている間は早くなるため、1周期が20分で済むこともあります。

また、そのスピードは感情にも大きく左右されます。

興奮しているときには早くなり、リラックスしているときには遅くなります。

そのような長短がありつつも、つじつまを合わせるのが、体というもの。

平均すると、血は「1日に50回」体の中をめぐるという原則を守り続けます。

「むくみ」がトラブルを引き起こす根本理由

ただし、この原則には例外があります。

心身に何らかのトラブルが起こっている場合、「1日に50回」というルールが崩れ、それより多くなったり、少なくなったりしてしまうのです。

回数の極端な増減が見られるわけではありませんが、だいたい5回分ほど、基準の回数からの増減が起こります。

その大きな要因が「むくみ」——「むくみ」とは、血のめぐりにとっても「障害物」「敵」なのです。

たとえば、自由気ままに快適なドライブをしたいのに、道路のあちこちが通行止めになっていたり、車道にまでゴミが散らかっていたりしては、気を使うばかりでまったく楽しめないものですよね。

血のめぐりも、これとまったく同じです。

体にとって「やりにくい」「不快である」と感じる瞬間が増えると、当然のことですが、どこかで不調が起こってきます。

大事なことは「血は1日に50回、体の中を流れたがっている」という事実です。体内に「むくみ」がなければ、回数を乱す大きな要因を排除できることになります。

つまり、血のめぐりを正常に保つという点でも、「胃のむくみ」を放置しておくべきではないのです。

「がん」が原因で人が死ぬことはない

人は、そう簡単に死ぬものではありません。

たとえば、典型的な誤解が「がん」です。

がんが大きくなったとしても、あるいは、西洋医学で言うところの「ステージ」が進んだとしても、**がんが直接的な原因で死ぬことはありません。**

では、いったいどういうときに人は死ぬのかというと――それは**「心臓か肺が止まったとき」**です。

ですから、シンプルな見方をすれば、がんを宣告されたからといって必要以上に悲観する必要はまったくありません。**意識を向けてほしいのは、宣告されてからの「自分の体、そして医療とのつきあい方」**です。

治療の作戦（方向性）が間違っていると、どんなにがんばったとしても、取り返しがつかない状況に進んでしまうことがあります。

たとえば「抗がん剤の中には効かないものもある」という話は、耳にしたことのある人も多いでしょう。

２０１７年、厚生労働省は高齢のがん患者さんに対する抗がん剤の使用について「患者さんによっては負担が大きく効果が見込めないケースもある」と発表しました。そして「抗がん剤を使った患者さん」と「使っていない患者さん」の生存期間などを比較する大規模な調査を行うとしています。

中医学的な観点から言うと、がんの件数の半分以上は、その原因が胃に由来します。とくに胃がんはもちろんのこと、乳がん、咽頭がん、食道がん、前立腺がんといった胃の経絡上にある器官のがんは、ほぼ間違いなく胃のむくみが原因といえます。

「苦しいがん治療に踏み切る前に、胃のむくみをまず解消する」

そんな選択肢を、患者さん自身が考えられるようになる未来を願わずにはいられません。

胃のむくみを解消することで、がんを抱えながらも健康に暮らしている人は多く存在します。中には標準治療をすすめられながら、それを保留している人もいます（あとでお話ししますが、私の父親もその1人です）。

心臓か肺が止まらない限り、人は生き続けられるのです。

病気を味方につける「鬼は殺すな」の考え方

中国では昔から**「鬼は殺すな」**という、印象的なフレーズが言い伝えられてきました。「『鬼＝悪い存在』と決めつけ、忌み嫌うのはおやめなさい」という意味です。

つまり**「表面的な善悪に惑わされてはいけませんよ」という戒め**です。

中医学の分野でこの慣用句を用いる場合、〝鬼〟とは病気や症状を引き起こす原因（細菌やウイルスなど）を指します。

「体に鬼が現れたとき（異変が起こったとき）、その現象を消すことだけに躍起になるのではなく、冷静に観察をして情報を読み取ったり、きちんと向き合ったり、共存する道を探ったりしましょう」

このような意味の教訓なのです。

たとえば血圧が、いつもより高めになっているとしましょう。

「基準値を超えたから、高血圧になってしまった！」などと大騒ぎして、すぐに病院に駆け込んだり、過度に心配をしたりする必要はありません。

血圧が上がった背景には、必ず〝鬼〟がいます。だから鬼に向かい合い、じっくり話し合いを重ねることが重要です。

「鬼さん鬼さん、なぜ血圧が高くなるようなことをしたんだい？」

もしかすると、鬼はこう答えるかもしれません。

「あのねえ、頭に脳腫瘍ができようとしていたから、それを防ぎたくて血圧を高くしたんだよ」

あなたは次のように、返せばよいのです。
「脳腫瘍ができそうだったとは知らなかったよ。気づいてくれて、ありがとう。じゃあその部分の血行をよくするように、生活習慣をあらためていくよ」

〝鬼〟とさらに仲よくなれば、複雑な交渉や頼み事もできるようになります。

「鬼さん鬼さん、あなたは血圧を高くするほどすごい力をもっているんだね。素晴らしいね。そんなあなたを見込んで1つ頼みがあるんだけれど、聞いてもらえるかい？　じつは足の冷えがひどくて困っているんだ。あなたの力で、冷えをなんとかとってもらえないかい？　代わりに私は、足のむくみをとるようにするから。
それから、もし可能だったら顔のシミやシワも消してもらえたらうれしいな。その間、水分については、こちらでがんばって減らしておくから（196ページ・顔マッサージ）……」

人から注目されたり、褒められたり、頼られたりして、不快になる人なんていません。〝鬼〟もそれと同じです。相手の存在を特別なものとして認め、役目を与えれば、喜んで貢献してくれます。

短期的な目先のメリットにつられて〝鬼〟を追いやってばかりいては、仲よくなるスキルは一生身につきません。むしろ、〝鬼〟は本来歓迎すべき存在なのです。

「鬼は内、福も内」の心構えでいきましょう。

「治療」するのではなく「治理（マネジメント）」する

私たちは、いつでも好きなときに病院に行くことができます。

また、たとえ処方箋がなくても「よく効く市販薬」を薬局で好きなだけ入手することができます。

しかし、それは「本質的に体を正常化させること」につながるものでしょうか。言葉は悪いですが、〝臭いもの〟（症状）にフタをして、〝治った気分〟になっているだけではないでしょうか。

中医学では「治療」という考え方をしません（本書では、わかりやすく説明するために、便宜的に使用している箇所もあります）。

西洋医学が行うのは「治療」。手術や投薬など、外部からの介入によって「とにかく患部の症状を取り除くこと」を目指します。

一方、中医学で行うのは「治療」ではなく、「治理《ちり》」。「治理」とはマネジメント、**すなわち「物事を整えること、安定させること」という意味の言葉です。**

つまり、中医学は「患部をとにかく治すこと」ではなく、「体全体を整理整頓させること」に主眼を置きます。それこそが、中医学の極意といってもよいでしょう。

“土砂崩れの再発”を防ぐにはどうするのがベストか？

たとえば、あるエリアで大雨によって大規模な土砂崩れが起こったとします。多くの人々が、復旧を待ちわびているはずです。

もしそこに、私が復旧のプロとして派遣されたとしたら、真っ先に行うのは「とにかく土砂をのける」ことではなく、そのエリアの地形を観察して「次に大雨が降ったときの対策」を立てることです。

「いまの地形で再び大雨が降ると、どんな経路で水が流れ、どこで水がたまり、どれくらいの量がたまればそれが決壊して、どの程度の被害に及ぶか」

これらの答えを予想し、「水の通り道を変えるよう土を掘る」「土嚢《どのう》を積む」「家を防災仕様に改修する」など、考えつく限りのプランを提案します。**要するに環境を「治理」する**わけです。

これが、体調を整えるうえでも私が中医学から学んだ姿勢です。

もちろん、災害の現場では「手当たり次第に、とにかく土砂をのける」ことも必要です。しかしそれはどちらかという「治療」的な考えです。

私も体力には自信があるほうなので、その気になれば「土砂をのける」方面でも貢献できるでしょう。でも中医学の考え方に立てばこそ、「環境を治理すること」で力を発揮するほうが、よりよい結果へ導けると信じています。

なぜなら、その場しのぎで土砂をのけたとしても、未来に向けての対策をしていなければ、これからも雨が降るたびに心配し続けることになるからです。

これが「治療」と「治理」の違いです。

体を「治理」する手段にはさまざまありますが、現代の人たちに王道として取り入れてほしいのはやはり「水を減らす」「胃のむくみをとる」というアプローチです。

3日で治まる下痢・発熱は「病気」ではない

どちらかというと女性に多いのですが、市販薬をつねに持ち歩いている人をよく見かけます。

マスコミ業界で働いているFさんも、その1人。

「20代のころは鎮痛剤と下痢止めの薬を持ち歩いていた」と明かしてくれました。

「フットワークよくいたいから、『熱っぽい』と感じたら、すぐに鎮痛剤をゴクリ。またストレスでよくおなかをこわしていたので、下痢止めも月に数度は飲んでいました。即効性の高い商品を求めて、新しい市販薬をよく試していたものです」

その後Fさんは年齢を重ね、仕事でさまざまな取材をするにつれ、こう気づいたそうです。「いくら大事な仕事への備えだからといって、日常的に薬に頼ってばかりいると、体に悪いのではないか……？」

Fさんの気づきは、至極まっとうなものです。現在のFさんは、市販薬をほとんど使わなくなったそうです。けれどもそれ以降「薬を飲んでおけばよかった！」と後悔するような場面はいっさいないのだとか。

体全体が「薬で症状を抑え込まないこと」に慣れると同時に、多少の調子の波にも振り回されない自信が備わったのでしょう。

「大事な仕事のために、症状をなんとしても抑えなければならない」という事情は、私にもよくわかります。しかし本当のことを言うと、体が発する症状は本来「なすがまま」見守るほうが断然〝お得〟です。

なぜなら、第3章でも触れましたが、発熱や下痢は、体の究極のデトックスだからです。いずれも、症状が治まったあとにスッキリとした爽快感が訪れ、元気が出るのがその証拠です。

体中の毒素が、ひとりでに出ていってくれようとしているのに、薬などで症状を抑

え「待ったをかける」のは、非常にもったいないことです。

近年は「デトックス効果の高い食材を選んでやせる」というダイエット法も話題のようです。しかし「食材を摂り込む」というデトックス法以前に、自然に起こる発熱や下痢の優れた働きについても目を向けてみてください。

もちろん、長期的に続く体調異変は、病気のサインかもしれません。目安としては、下痢や発熱などが1週間続くようであれば、一度病院で診察を受けることをおすすめします（反対にいえば、3日で治まる程度であれば、まだ〝デトックス作用〟の範《はん》疇《ちゅう》です）。

胃薬は胃を「麻痺」させているだけ!?

昔から「胃薬」は市販薬の中でも大きなシェアを占めてきました。胃薬と聞いただけでも、テレビで宣伝されている商品名が、いくつか思い浮かぶはずです。

それだけ私たちの暮らしに深く浸透している胃薬ですが、じつはその主な働きが

「胃を麻痺させているだけ」という事実をご存じでしょうか。

市販の「胃薬」には、胃を修復したり、治療したりという効能は期待できません。

平たく言うと、胃薬にあるのは「胃を氷で冷やすように麻痺させる働き」です。

それによって炎症反応などの病理反応を抑え、自然治癒力によって修復されるのを待つだけ。

その原理は、腰痛治療などに用いる「ブロック注射」と同じです。

ブロック注射も、痛みのある部位を麻痺させるという治療法です。

「痛みのために筋肉が緊張して、こわばって、さらに痛みを生んでいるところ」に注射することで、いったん麻痺を生じさせ、自然に治るのを待つのです。これでは根本的な解決にはなっていません。

薬とは結局「酸性」と「アルカリ性」の2つに大別されます。

酸性の薬は、「水を止めて固める」系（鼻炎薬、抗がん剤など）。

アルカリ性の薬は、「水を絞り出す」系（抗生物質など）。

胃薬は、アルカリ性の薬です。そして、さらに平たく言うと「アルカリ性の薬」とは「塩」です。

そのメカニズムは、浸透圧の原理と同じです。胃壁に塩を塗って、水をしみ出させる。薄っぺらく虚弱になった胃壁は、当然エネルギーを失い、熱をつくれなくなっていきます。

すると「発熱できない」→「血もつくれない」→「貧血に近くなる」→「腫《は》れているところが治まる」→「症状が治まる」……つまり、先にも述べたように胃薬には「胃を氷で冷やすように麻痺させる働き」しかないのです。

もうお気づきの方もいらっしゃるかもしれませんが、胃薬の働きは、飲む量や食べる量を減らすことでも得られるものです。**「胃薬を手放せない」という人は、胃に入れるものの量を控えれば、胃薬とは無縁の生活が手に入る**はずです。

切ったはずのがんがなぜ「転移」するのか？

いまや「2人に1人が発症する」といわれる、がん。

ほかの病気と大きく異なるのは、全身に転移する性質をもっている点ではないでしょうか。

私は「がんの標準治療を終えたあと、経過を気にしながら過ごしている人」からのご相談も、よくいただきます。

そしてお話をしていると、私と患者さんの間に認識の大きなズレがあることに驚きます。

多くの人は、がんが再発する理由を「がん細胞が原発巣から血流に乗って流されて、体のいたるところに広がっていくため」ととらえています。

もしかすると、その話はかかりつけの医師や医療従事者から聞いたものなのかもしれません。またはメディアによる報道が、情報源なのかもしれません。

しかし、いずれにせよ大きな誤りです。

そもそも、がんができる理由について、考えたことはあるでしょうか。

さまざまな種類のがんがありますが、ある意味その過半数以上が「胃のむくみ」に由来するといっても過言ではありません。

「飲みすぎ」「食べすぎ」によって胃がむくみ、そのむくみが体中に広がり、広がった先で機能不全や不調を引き起こし、それが深刻化すれば「発がん」します。

だから、胃をむやみに働かせすぎて、熱くしてはいけません。つねに吹きこぼれるほど、〝鍋〟を火にかけ続けてはいけないのです。

おおもとの原因を解消しない限り〝いたちごっこ〟は続く

このように筋道立てて考えていくと、「転移」という言葉に大きなクエスチョンマークがつくはずです。

日本の一般的な病院では、最初のがんの発症のあと（〝がん治療〟をしたあと）、再度がんが見つかったとき、必ず「転移」という言い方で患者さんに説明をします。

しかし、それは「原発巣のがん細胞が、ほかのところに飛び散ったから」ではありません。

「症状が出ている場所」をひとまず取り除きながらも、おおもとの原因がほかの場所にあるため、また「ほかの出所」を探して症状が出てきただけなのです。

つまり、本書の観点でいえば**おおもとの「胃のむくみ」が解消されない限りは、そ**

こからむくみ（水蒸気・湿熱）が経絡を伝って全身に発散され、再びがんなどの症状が現れるわけです。

「胃のむくみ」が上がっていくと、乳がん、肺がん、甲状腺のがん、リンパのがん、下がっていくと、消化器や生殖器のがんなど……。

ですから「再発」を防ごうと思えばこそ、まず、おおもとの原因を解消するのが最善策です。

たとえていえば、水道の蛇口が全開になり、周囲が水浸しになっているような状態なのですから、タオルで拭き取る前に蛇口をキュッと閉めればいいのです。

2度めのがんを患って「治療」をやめた父

「医者の――家族の不養生」でお恥ずかしいのですが、離れて暮らしている私の父は、がんを抱えています。

最初は5年前、74歳のときに胃がんになりました。当時の私はわけあって父と絶縁状態。そのため「胃がんの切除手術の日」の数日前に連絡をもらい、病室にかけつけたのは手術当日の朝のことでした。

そこでようやく、本人と腹を割って話しました。私も立場上、一応父の体を望診、脈診して、中医学の観点からの助言もしました。

そのときの父のがんは、私の診断ではどう考えても「手術はしなくてかまわない」状態でした。しかし、本人は手術に大きな期待をしています。

「手術を受けることで父の不安も除けるなら、大勢の人たちに迷惑をかけて、当日にわざわざ手術を拒むこともないだろう」と思い、私は何も主張しませんでした。

それから数年後、父は再びがんになりました。部位は肝臓です。一般的には「以前の胃がんが手術でとりきれず転移した」と理由づけられる状況です。

けれども、私はその原因が別のところにあると考えていました。なぜなら父は昔からフルーツ好きで、周りの人が見ると驚くほど頻繁に口にしていたからです。

「長年のフルーツ好きがたたり、水分の摂りすぎで胃がむくみ、胃がんになった。その後、胃がんは手術したものの、生活習慣を変えなかったため、再度むくみが生じ、水分が胃から下りて肝臓に水がたまり、その結果発がんにいたった」

――これが私の見立てです。

本当のことを言うと、父は私が中医師の道を選んだことに、最初から賛同してくれていたわけではありません。それがお互いの心のしこりとなり、長年距離を置いていたわけです。

ところが父が2度めのがんになってから、私は自然と専属の〝医師〟兼〝トレーナー〟兼〝管理栄養士〟のように、父の生活習慣にあれこれアドバイスをするようになりました。

がん細胞を抱えたままフルマラソン完走

肝臓がんになったときは余命宣告まで受けた父ですが、それからおよそ2年以上が経ったいま、趣味のランニングを楽しみながら、明るく元気に暮らしています。

80歳を目前にしてフルマラソン完走のみならず、闘病を続けながら走り続ける「スーパーおじいちゃん」として、とあるテレビ番組や新聞などでも紹介されました。

その間、いわゆる抗がん剤を用いた「がん治療」は、ほとんどしていません。私が様子を見ながら、中医学の手技や漢方薬処方などを行っているのみです。

この話をすると「今中先生のお父様は、がんとともに立派に生きていらっしゃるんですね」などと感心されることがあります。しかし、そんな美談でも何でもありません。単に「がんがある人」。それ以上でも以下でもないのです。

もちろん、現在は好物のフルーツの摂取量も「ほぼゼロ」(旬のものを、たまにひと口くらいは食べるようですが)。

また、アスリートにありがちな「運動時の水の飲みすぎ」「プロテインパウダーの摂りすぎ」もやめてもらうようにしました(市販のプロテインパウダーは糖質の摂りすぎにつながるものが多いため、体の中に停滞を生じさせます。だから、運動でいくら汗をかいて水分を発散しても、デメリットのほうが多くなります)。

抗がん剤治療に心惹かれ、挑戦したこともありますが「がん細胞は小さくならないし、何もよくなった気がしない」とやめてしまいました。

「自分の塩梅《あんばい》で、必要なときだけ西洋医療をうまく活用しよう」という姿勢に変わってきてくれたので、心強い限りです。

「病院にケアをお願いする」姿勢から「自分でケアを楽しむ」姿勢に切り替えることができた人は、そこから強くなれるのです。

どこまで掘り下げてアプローチできるかが重要

不快な症状や病気を治したいとき、身心のさまざまな不調を改善したいとき、あるいは「飲みすぎ」や「食べすぎ」などの〝悪癖〟と縁を切りたいとき、**自力でがんばるにせよ、誰かの手を借りるにせよ、「どこまで掘り下げて原因にアプローチできるか」がカギになってきます。**

たとえば、体の不調続きで「胃のむくみ」が疑われるため、「飲みすぎ」や「食べすぎ」を控えようとしたとします。

頭だけで「暴飲暴食はやめよう」と考えていても、実践はなかなか簡単ではありません。身近な例でいうと「ダイエットをしよう」と決意しても続かず、仮に続いたとしてもリバウンドしてしまう人が多いのと同じです。

「暴飲暴食はやめよう」と、ただ念仏のように唱えていても、身の周りの人に注意をしてもらうように習慣づけたとしても、「暴飲暴食をしてしまう原因」を根本的に改善するなり、取り除くなりしなければ、何も変わりません。


たとえば「暴飲暴食」の原因として、よくあるのが職場環境や人間関係からくる「ストレス」です。

酷な言い方かもしれませんが、これらのストレスを断つか、避けるか、うまくかわす別の方法を見つけるなどしない限り、「暴飲暴食」からは〝卒業〟しにくいことでしょう。

だから、もし私が「なぜか暴飲暴食がやめられません」という相談を受けたとしたら、まずはその人と一緒に原因を探ります。

過酷な労働環境、逃れられない人間関係、大変すぎる育児や介護。無意識のうちに、心のレベルからむしばまれているケースは多いのです。そして、より深い部分にある原因を見つけてから、それを解消できるよう一緒に考えます。

「いまある自分の体」を褒めてあげよう

大切なのは、いまの「がんばっている自分」に気づき、自分で自分を褒めてあげることです。そして、あるがままの自分を受容することです。

頭ごなしに「暴飲暴食が悪い」と決めつけて、自分を断罪しないこと。うっかり食べすぎたり、飲みすぎたりしてしまった自分を責めないことです。

「いまの私の状況ならば、食べすぎてしまっても当たり前だよね」

「食べすぎなきゃやっていられないような境遇で、大変だよね」

これくらいおおらかにとらえて、自分自身を肯定することです。

間違っても、自分自身の否定から入っていけません。否定をしても、誰も幸せにはならないからです。

そして、自分自身への肯定的なイメージを保ったまま、食事を変えるなどの具体的な対策を立てていきましょう。
第3章で紹介した食べ方を参考にしてもらえれば、たとえ暴飲暴食癖があったとしても、むくみや肥満を少しずつ遠ざけられるはずです。

私が患者さんから相談を受けたときは、食材や食べ方についてのアドバイスもしています。

なぜなら、それこそが体をマネジメントする「治理」という考え方だからです。

間違っても「あなたの意志が弱いから、食べすぎるんですよ！」などと、一方的な非難はしないようにしています。

当たり前の話ですが、暴飲暴食で太るのがいやだからといって「食欲を抑える薬」を飲んだり、「脂肪吸引」の手術を受けたり……そんな行動は、とても「治理」とはいえません。それらは外部から何かを介入させる他力本願な方法だからです。本質的な意味での解決にはつながりません。

それよりも、「なぜ」と自問する心がけを続けましょう。「なぜ、食べすぎてしまうんだろう」「なぜ、ダイエットが続かないんだろう」……「なぜ」を繰り返して自力

で自分の心身を整えていきましょう。

そのような「掘り下げる考え方」へとシフトしていけば、「したいことができる健やかで自由な生き方」が、いつしか簡単に手に入ります。

それこそ「治理」の目指す最終的なゴールです。

「胃のむくみ」がとれると思考もクリアになる

「胃」という漢字には「田」という漢字が入っていますね。

これは、中医学的な考え方では非常に重要なものとされています。

なぜなら、第1章でも触れたように、中国では「田」とは米だけに限らず、多くの農作物が採れる貴重な場所として尊ばれてきたからです。

では、ほかに「田」という部首を含む漢字をご存じでしょうか？

「佃」「鴫」「畦」「略」「累」「毘」……。さまざまな漢字が思い浮かびますが、中でもなじみがあるのは「思」ではないでしょうか。小学2年生になると学校で習う、ごく基本的な漢字です。

「思」という字は、じつは「胃」と〝兄弟的な関係〟にあります。「胃」と「思」という漢字は、セットで語られるべき存在なのです。

中国では昔から、「胃」と「思」の関係が次のように言い習わされてきました。

「胃」のむくみがとれると、「思う」がしやすくなる（頭がさえて、思考に集中できるようになる）。

反対に「胃」がむくむと、「思う」がしにくくなる（思考が散漫になり、集中して考えることができなくなる）。

つまり、肉体的な「胃」と「思う」という行為は密に連動しており、一方の状況が他方に大きな影響を及ぼすのです。その関係性は決して一方通行的なものではなく、双方向にフィードバックが起こる仕組みになっています。

「胃」が水浸しになり、「水田」のようになると、「思う」が困難になってきます。だから**「思う」が困難な人の胃はむくんでいることが多い**のです。

「むくんだ胃」を治せば「思う」は容易になり、より豊かで、より効率的な人生を歩めるようになります。

「思考のむくみ」は、「胃のむくみ」——この関係性を、ぜひ頭の片隅に留めておいてください。

病気が「治る人」と「治らない人」の決定的な違い

私はこれまで、不調や病気を抱えた数多くの人たちに接してきました。

家族や知人にすすめられて連絡をくださる方もいれば、ネット検索や口コミなどで私の講演や講座を知り、積極的に会いに来てくださる方もいます。

そのほとんどが、中医師としての私に「病気を治すための助言」を求めます。私は、そのたびに真剣にアドバイスをしています。

もちろん、相手の方のパーソナルな情報を把握したうえで、です。

けれども、よくよく見ていると、残念ながら「病気に悩む方のすべてが、快方へ向かう」わけではありません。

ズバリ言うと「治る人」と「治らない人」に大別されます。

人生の年輪を重ねた人ほど、病院で「この病気は治りません」「この症状とは一生つきあってください」。そんな宣告を受けるうちに、心のどこかで、次のような諦念《ていねん》を抱えています。

A「年齢を重ねれば、病気の1つや2つはあって当たり前」

B「病気の原因なんて、どんな名医でも突き止められるわけがないでしょう?」

C「病気が進行して〝手遅れ〟になると、治してもらえないこともあるみたいだね」

D「いまの医学の力では、治してもらえない病気も存在する。もっと医学が進歩すればいいのに……」

右のような考え方は、中医学的に言うと「すべて誤り」です。

自分自身の体をよく知り、うまく維持してマネジメントをしていれば、年齢を重ねても病気を遠ざけることはできます（A）。

もし病気になったとしても、その原因は必ず突き止められるので、治るよう働きかけることも可能です（B）。

そして、何より「治してもらう」という受け身的な思考でいることが、現代人の最大の誤りです（C・D）。


「治る人」と「治らない人」を分ける、決定的な違い。

それは、自分以外のものに「治してもらう」という消極的な姿勢です。

「病気なんて、高価な人間ドックを受け続ければ、必ず早期発見できる」「病気はお医者さんが治してくれる」「不快な症状は薬が抑えてくれる」など……。

しかし、**突き詰めていえば、病気とは「治りたい」か「治りたくない」かで決まります。**

「治してください」とハンドルを手離してしまうのではなく、自分から「治りたい」と願い、「治す方法」を知り、生活を改善しようとする姿勢を心がけてみてください。

そうすれば必ず、病気や不調は改善の方向へと向かい始めるはずです。

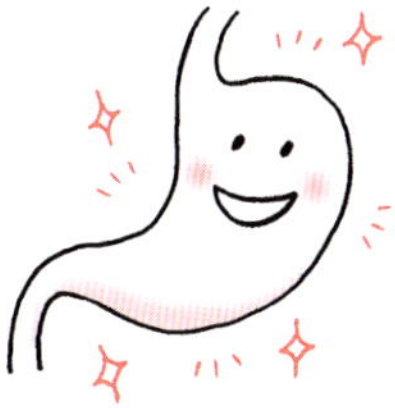

エピローグ

100歳まで「笑顔でやりたいことができる人生」を送るために

私は、日本では医師として認められていない中医師の立場ですが、最近垣根を越えて西洋医学の先生や看護師といった医療従事者の方々や、医学生に向けて、講演会やセミナーを通じて積極的に情報発信をしています。

なぜか――その理由について、最後に少しお話しさせてください。

中医師になったころの私は、日本の医療現場を「自分の主戦場ではない」ととらえていました。

「医師からしても、病院に中医師が出入りするなんてうれしくはないだろう」

そう考えて、中医学というカテゴリーの中だけで、患者さんと向き合っていくつもりで活動をしていました。

私は学生時代に、母親をがんで亡くしています。ですから日本の医療や病院のシステムなどに、興味がまったくないわけではありませんでした。むしろ、若いときから人一倍興味は強かったかもしれません。

しかし、紆余《うよ》曲折を経て私がたどり着いたのは中医学。「西洋医学というフィールドは、アウェイである」などと考えていました。

そんな私が意図せずして医療現場に首を突っ込むことになったのは、妻の母、つまりお義母さんの体調異変がきっかけでした。離れて暮らすお義母さんが突然倒れて病院に運ばれ、搬送先で意識不明の状態になってしまったのです。

「ここでアクションを起こさなければ、何のために中医学を修めたのかわからない」

そう感じた私は、仕事の予定も変更させてもらい、急きょお義母さんのもとへと向かいました。

お義母さんの主治医は「原因不明」「手の施しようがない」「大病院に転院を」とい

う3つのフレーズを繰り返すばかり。私は素性を明かし「中医師としてお義母さんに治療のアプローチをかけさせてほしい」と主治医から許可をもらいました。

お義母さんの状態は「常用している薬の副作用が原因」と突き止めた私は、主治医にいくつかの処置を提案し、その結果、主治医の前でお義母さんは目覚めることができたのです。多くの人たちに驚かれ、感謝されたことは言うまでもありません。

「中医学を活用することで、こんなに喜んでもらえるのなら、私はもっと多くの患者さんたちに関わっていくべきなのだろう」

素直に、そう思えました。そして、中国で苦労をして学んできた中医学を、日本の皆さんにお役に立ててもらうことが、亡き母への最大の親孝行になるような気がしたのです。

現代社会で「中医学」が秘めている可能性

実の母ががんで亡くなったとき、学生だった私は、医学に関してはほとんど〝無知〟で、ただ悲しみしかありませんでした。

けれども中医師となったあと、母の最期を思い出すと、当時の入院先の対応についての疑念や憤りが湧いてくることが少なからずありました。

「いまになって考えると、あのときの処置はほかに方法があったのかもしれない。もしそうなら、病院が原因で亡くなったようなものだ」

そんなモヤモヤとした思いにつきまとわれていた私が、義母の意識を蘇らせたことで、変わることができたのです。

「たしかに母は亡くなっている。けれども私が中医師として誰かの役に立つことができれば、天国の母を喜ばせられる気がする。それは、遅ればせながらの親孝行、といってよいのではないだろうか」

「中医学と西洋医学の懸け橋に……」などと形容すると、大上段に構えた言い方に聞こえるかもしれません。でも、誰かの役に立てるのであれば、積極的な活動をしていきたいと願っています。

これから日本は超高齢化社会への一途をたどります。

従来の西洋医学を主軸とした治療のシステムだけでは、医療保険制度は崩壊し、現場で働く人たちは疲弊し、行き場のない患者さんたちが出てくることも懸念されます。

そんな中でも中医学が貢献できることは、きっとあるはずだと信じています。

「長生き＝幸せ」ではない時代だからこそ大切にすべきこと

日本で100歳以上のお年寄りの数は、右肩上がりの傾向にあり、もはや6万9785人に上ります（2018年9月15日時点の住民基本台帳）。

また、日本人の平均寿命は男性81・09歳、女性87・26歳（2017年簡易生命表）。

つまり現代では、誰もが100歳、もしくは90代、80代まで長生きすることが珍しくなくなっています。

世界的なベストセラー『LIFE SHIFT――100年時代の人生戦略』（リンダ・グラットン、アンドリュー・スコット著／東洋経済新報社）では、「2007年生まれの日本人の約半分が107歳まで生きる」と指摘されてもいます。

もちろん、いくら〝長生き〟であっても、ずっと寝たきりだったり、要介護の状態だったりしては、真の意味で〝幸せ〟といえるのか、疑念が残ります。

やりたいことをやり、行きたいところに行き、会いたい人に会い、できれば食べたいものを食べる。それが、あるがままで真に人間らしい生き方ではないでしょうか。

100歳まで、笑顔でやりたいことができる体でいるために、原則としてほしいのは、ただ1つ。

「心はプラス思考、体はマイナス思考」というルールです。

現代は、あらゆるものが過剰になりがちです。かつてない飽食の時代、おいしいものはいくらでも手に入ります。〝一億総グルメ時代〟といっても過言ではありません。しかし飲みすぎ、食べすぎに陥った人ほど、心身に不調をきたしやすいもの。

肥満、生活習慣病、がん。

今度は、それらの病気から逃れようと医療の力に頼るようになってしまいます。

そうなると不思議なもので、「プラス思考」でわざわざ取り入れた健康習慣や治療法が、期待どおりの働きをしてくれないどころか、仇《あだ》となることも出てきます。そして人生のフットワークがとたんに重くなってしまうのです。

自分の「心の声」に耳を研ぎ澄まそう

ただ、忘れないでください。

食事の段階で「マイナス思考」であれば、その後、医療のお世話になる確率をうんと下げることができます。好きなことを好きなタイミングで、しかも好きな人と一緒にアウトプットできる可能性を高めることができます。

心はいつも明るく満たされ、鼻歌が自然と出てくるような状態がキープされることでしょう。

どうすれば、つねに鼻歌が出るような精神状態でいられるか。

ひと言でいえば、「心の声」と「体の声」をよく聞き、それらをできるだけ満たすことです。

そのためには、周りに迷惑をかけない限り〝世の中の正解〟に反する行動を選んでもかまいません。

体から「今日は食べたくない」というメッセージを受け取ったら、「食事の時間が来たから」といって、3食きちんと食べる必要なんてありません。

心が「もう夜も遅いけれど、この本をもっと読んでいたい！」とワクワクしているようなら「22時から翌日2時の間に成長ホルモンがもっとも出るらしい！」などと聞きかじりの知識に従って、眠くもないのに22時に布団に入る必要もないでしょう。

私は、1人でも多くの方が、より長く「鼻歌状態」を持続させ、好きなことを好きなタイミングで、自由にアウトプットできるような人生を送ることを望んでいます。

その入口として、この本でお伝えしてきたことを1人でも多くの人に役立てていただければ、著者としてそれ以上の喜びはありません。

今中健二

[著者]
今中健二（いまなか・けんじ）

中国江西省新余市第四医院医師。株式会社同仁広大代表取締役。
1972年兵庫県生まれ。学生時代、母親をがんで亡くしたことをきっかけに医療に関心をもち始め、一度は企業に就職するも、5年で退社。中国江西省の贛南医学院に留学。名誉教授の何懿氏のもと、手技のみによって患者が盲腸や心臓病、意識不明の状態から回復する現場を目の当たりにする。その後、新余市第四医院で中医師免許を取得。リウマチやヘルニアなどの治療に従事する。2006年、故郷の神戸市に株式会社同仁広大を設立。整体療法院として施術を行う一方で、西洋医学との垣根を越えた「患者の立場に立った医療技術」発展のため、医師や看護師、医学生を対象とした講座や、神戸大学医学系准教授との連携による帯状疱疹の共同研究のほか、神戸市看護大学での特別講義、中医学にもとづいたがん治療の講演など、全国各地で精力的に活動を行っている。20代より極真空手に没頭し、のちに清心流空手に移籍、北海道チャンピオンになった経歴ももつ。

[整体療法院 同仁広大ウェブサイト] http://www.dojin-koudai.jp
[YouTube公式チャンネル]「中医師今中健二」で検索してください

「胃のむくみ」をとると健康になる

2019年1月20日　初版発行
2022年2月25日　第2刷発行

著　者　今中健二
発行人　植木宣隆
発行所　株式会社サンマーク出版
〒169-0075 東京都新宿区高田馬場2-16-11
☎03-5272-3166（代表）

装丁・本文デザイン　轡田昭彦＋坪井朋子
イラスト　細川夏子
編集協力　山守麻衣
校　正　髙橋宏昌
編　集　平沢拓（サンマーク出版）

印　刷　三松堂株式会社
製　本　株式会社村上製本所

ISBN978-4-7631-3730-2 C0030
ホームページ　http://www.sunmark.co.jp